医院信息系统实用维护手册

主编 陆斌杰

U0237848

世界图书出版公司

上海·西安·北京·广州

图书在版编目（ＣＩＰ）数据

医院信息系统实用维护手册/陆斌杰主编.—上海：上海世界图书出版公司，2012.7（2018.8重印）

ISBN 978-7-5100-4832-6

I.①医… Ⅱ.①陆… Ⅲ.①医院－管理信息系统－维修－手册 Ⅳ.①R197.324-62

中国版本图书馆CIP数据核字（2012）第137645号

医院信息系统实用维护手册

陆斌杰　主编

上海世界图书出版公司出版发行

上海市广中路88号

邮政编码　200083

上海景条印刷有限公司印刷

如发现印刷质量问题，请与印刷厂联系

（质检科电话：021-59815625）

各地新华书店经销

开本：890×1240　1/32　印张：11.625　字数：300 000

2012年7月第1版　2018年8月第2次印刷

ISBN 978-7-5100-4832-6 / R·290

定价：35.00元

http://www.wpcsh.com

http://www.wpcsh.com.cn

编委名单
>>>>>>>>>>>>>>>>>

主　编：
陆斌杰（上海交通大学医学院）

副主编：以姓氏音序排列
董　亮（上海中医药大学附属龙华医院）
刘　珉（上海中医药大学附属曙光医院）
孟丽莉（上海交通大学医学院附属仁济医院）

编　委：以姓氏音序排列
冯　杰（复旦大学附属华东医院）
黄　虹（复旦大学附属华山医院）
李　萍（同济大学附属第十人民医院）
陆　耀（上海交通大学医学院附属第九人民医院）
邱　宏（上海交通大学医学院附属精神卫生中心）
沈正平［上海市第一人民医院宝山分院（吴淞中心医院）］
王　奕（复旦大学附属肿瘤医院）
席　新（闵行区中心医院）
徐亦明（上海交通大学医学院附属上海儿童医学中心）
张伯强（复旦大学附属红房子妇产科医院）
庄思良（上海市第一妇婴保健院）

参与编写者：以姓氏音序排列
黄黎明（上海交通大学医学院附属新华医院）
蒋胜新（复旦大学附属红房子妇产科医院）
陆　凌（上海中医药大学附属龙华医院）
翁子寒（上海交通大学医学院附属上海儿童医学中心）
徐铖斌（上海中医药大学附属曙光医院）
殷亦超（上海中医药大学附属曙光医院）
章　堃（上海中医药大学附属龙华医院）

序

——医院信息化健康发展的有力保障

信息技术的高速发展，为医疗卫生信息化的腾飞带来了生机和活力，如同各行各业发生的巨变，医院同样也在进步、发展、完善、优化。

医院是"以患者为中心"、以救死扶伤为宗旨、实施医疗服务的特殊场所，具有人员密集流量大、设备密集物流多、信息密集流通杂、工作密集时间长等特点，这些特点决定了现代化医院一定是"智能化医院"，是"数字化医院"，它不单要实现通信自动化（CA）、办公自动化（OA）、楼宇自动化（BA），还需要拥有更完整的业务、管理的信息化与科学化，拥有一个运行高效、资源整合、互联互通、信息共享、使用便捷、实时监控的信息系统。

今天，医院要实现医疗现代化、管理科学化、建筑智能化、服务人性化、环境优美化，这一切运行都离不开现代信息技术的支持和应用，离不开医院信息化的建设和发展，这是时代的使命、历史的机遇，更是现实的挑战。

为了更好地完成推进医院信息化建设重任，更好地保障医院信息系统安全、可靠、稳定的运行，更好地维护医院医、教、研、管各项工作正常开展，作为承担医院信息化建设、运维主要任务的信息技术人员，更加渴望能有一本通俗易懂、简捷实用的医院信息系统维护手册，帮助我们解决一些实际问题，提供一些工作指南。

本书是我国第一部医院信息系统维护方面的专著，由上海长期从事医院信息化建设的管理人员、专业技术人员撰写。它较系统地总结了医院信息系统运维中存在的问题、故障、可能发生的原因、具体的解决措施等，对一线工作人员有较大指导意义。当然，因时间仓促、撰写风格等原因，本书会存在某些不足，但毫无疑问这是一本有价值的工具书。

希望医院信息化能在易用中起步，在适用中发展，在多用中完善，在服务中成长，让信息技术在支持医院各领域发展中发挥更大的作用。

上海市医院协会信息管理专委会主任委员

上海市卫生局信息中心副主任

范启勇

目 录
CONTENTS

第八篇　机房建设（IDC）　　315

APP

0100110111100000100100100000000101001001101
0100100010000000101001001101111000001001000
0101001001101111000001001001000000001010010
1000001001001000000001010010011011110000010
0000001010010011011110000010010010000000010

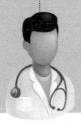

第一篇 应用系统
>>>>>>>>>>>>

|第一章|
医院信息管理系统（HIS）

第一节　门诊医生工作站

　　门诊医生工作站系统是为提升医院管理水平,为患者提供更加高效快捷的医疗服务而应用的稳定、完善的数字化医院解决方案。实施本系统后将给医院管理和临床医生提供极大的方便,提高患者就诊的效率,减少患者排队等候的时间,使医院迅速走向数字化管理的新台阶。

一、系统概述

　　门诊医生工作站系统是以电子病历为中心,支持医院建立门诊病历库,为医生提供高效的电子病历和电子处方管理平台,并为以后的病历统计分析提供有效的手段,对提高医院管理和医生的医疗水平作用重大。同时能为患者建立起连续的就医资料,提高对患者的诊疗与服务水平,从而提高患者的忠诚度;能方便医生获取相关医疗知识,查阅各种疾病的诊疗常规、药物信息、检验信息等医学数据。

　　门诊医生工作站系统一般应该与收费管理、门急诊管理、实验室检查、住院管理等系统实现一体化集成。

二、系统功能

（一）门诊医生站基本功能

　　1. 动态生成候诊、就诊的患者信息。

　　2. 为医生提供辅助诊断分析功能。

　　3. 为患者下达检查单。系统内置条目齐全的实验室检查库,根据医生的需要提供对检查项目的说明提示。

4. 为患者下达处方、注射单。系统内置了简单易用的处方生成器，以及内容丰富的西药库、中成药库、中草药库，根据医生的需要对药品管理、药品属性配伍禁忌等提供说明提示。

5. 供医生个人使用的常用处方模板定义。

6. 供全院使用的医生公用处方模板定义。

7. 医生常用病历管理。医生根据病种定义相应可用的协定处方、自选处方、门诊病历模板。

8. 门诊患者档案信息查询，包括完整的处方、费用、病历、检验结果、检查报告、图像报告。

（二）门诊医生站电子病历基本功能

1. 系统功能

（1）系统登录、解除登录、锁定、退出

（2）系统空闲自动锁定

（3）操作员权限管理

（4）密码修改、效期控制

（5）医生出诊科室设置

2. 病历书写

（1）病历文档编辑，支持初诊、复诊电子病历，支持门诊手术病历书写要求

（2）医学图形、图像标注

（3）图形、图像、表格制作及插入

（4）医技检查结果引用（结构化方式）

（5）病历文档内容引用

（6）复制粘贴功能控制（非本人病历不可复制粘贴）

（7）特殊符号插入功能

（8）知识库术语插入功能

（9）病历模板引用

（10）诊断支持 ICD-10 编码

3. 病历存储

（1）全结构化病历存储

（2）支持自然语言结构化处理、识别

（3）支持病历加密存储

4.病历查阅

（1）历次病历查阅

（2）住院病历查阅

（3）纸质病案数字化查阅

（4）医技报告查阅

（5）医学影像浏览

（6）患者院内健康档案查阅（历次门诊、住院及检查、治疗信息）

5.病历打印

（1）支持本院病历及医保病历打印

（2）支持续打及非续打

（3）支持痕迹打印及整洁打印

（4）处方打印

（5）各种证明单打印

（6）支持集中打印与诊室打印模式

6.医嘱处理

（1）医嘱录入、发送

（2）检查检验申请单录入、发送

（3）输血、手术、麻醉申请单录入、发送

（4）医嘱自动传递到病历文档

7.辅助功能

（1）知识库查阅、引用

（2）用药安全咨询

（3）辅助诊断

（4）检验阳性指标提示

8.模板管理

（1）电子病历模板管理

（2）医嘱模板管理

（3）诊断模板管理

（4）支持本人、本科、全院共享模板

（5）支持文档模板、结点模板

9. 病历随访

（1）自动显示最近一次出院小结

（2）自动调用随访病历

10. 疾病控制报告

传染病控制报告

11. 质量控制

（1）抗生素、药物过敏控制

（2）用药正确性、合理性预警控制

（3）病历文档完整性、正确性控制

（4）病历完成前自动质量检查

（5）医保费用控制

（6）输入药品名称时能区别：医保和非医保药品、抗生素
和非抗生素、分级管理限制性和非限制性药口

12. 病历安全控制

（1）医生权限控制（操作身份认证、密码更改）

（2）医生处方权控制、麻醉处方权控制

（3）病历加密、压缩存储

（4）病历电子签名

（5）处方电子签名

（6）修改痕迹保留及显示

13. 病历检索

（1）关键词及属性组合检索

（2）结点组合检索

（3）病种模型检索

（4）检索条件保存

（5）检索结果导出

14. 门诊预约

（1）预约患者下次就诊时间，可与 HIS 挂号联动

（2）预约各类检查时间，生成、打印检查预约单

（3）预约查询

15. 个性化设置

（1）本科室、本人常用医嘱设置

（2）本科室、本人常用诊断、备注设置

（3）当前医嘱直接存储为本人常用医嘱

16. 统计报表

（1）医生工作量统计

（2）门诊收入统计

（3）预约统计报表

（4）门诊工作日志

（5）支持门诊手术等各种登记表生成

三、系统特点

门诊医生工作站系统客户端采用"模块化"结构设计，大部分功能模块可以根据用户当前不同的网络规模和功能需求进行灵活组合，以后还可以根据医院的发展随时扩充规模和增加新的功能模块；小者可由两三台计算机组成小规模的门诊业务网络，大者也可扩展为几十台、上百台计算机互联的大型业务网络；系统采用动态配置技术，由用户方便地自定义或者修改功能；可以同时处理普通患者、医保患者、新农合患者、IC 卡磁卡、条形码卡等多种类型的数据。

四、常见故障

（一）金仕达卫宁公司系统

故障现象
挂号患者在医生工作站上不显示在队列中
故障编码
APP–HIS–00001

故障影响等级

三级

故障原因分析

1. 医生工作站中"设置患者范围"未选中

2. 退错号,如:患者挂了两个以上科的号,中医内科和伤骨科,患者要求把中医内科退了,但是收费处却把伤骨科给退了,造成医生工作站接收不到患者的挂号信息

3. 收费处误将患者挂为急诊,并且医生工作站的"设置患者范围"的也未选中

4. 医生在患者列表中做过查询

故障排除方法

1. 将医生工作站中"设置患者范围"选中

2. 让患者到收费处重新挂号

3. 让患者到收费处重新挂号,并将医生工作站中"设置患者范围"选中

4. 点击屏幕左下角 ×,关闭查询即可

故障排除时间

5 分钟内(最短) 10 分钟(标准)

关键字描述

门诊医生站 患者未显示

故障现象

医生开好电子处方,但是收费处却没有患者的处方信息

故障编码

APP-HIS-00002

故障影响等级

三级

故障原因分析

1. 医生开错对象,把患者甲的药错开到患者乙

2. 患者拿错卡,挂号的卡与收费卡不是同一张卡(如挂号用白玉兰卡,收费用社保卡)

3. 患者其实已经收过费,患者却不知道

故障排除方法

1. 让医生重新开药,并退错开的药
2. 拿正确的卡重新付费
3. 告知患者已经交费

估计解决时间

5 分钟内(最短)　10 分钟(标准)

关键字描述

门诊医生站　收费处无处方

故障现象

医生无权看此患者,因此无法选中患者诊治及开具处方

故障编码

APP-HIS-00003

故障影响等级

三级

故障原因分析

1. 患者去做检查,等检查完该医生已经离开,别的医生无权诊治该患者
2. 患者挂的普通门诊,被另一名医生选中
3. 患者挂专家号医生 A,却被其他医生选中(程序 BUG)

故障排除方法

后台 update:

情况 1、2:

update gh_ghzdk set ysdm='',ysmc='',jzysdm='' where hzxm='***' 或　cardno='*******'

情况 3:

Select jzysdm from gh_ghzdk where hzxm='***' 或 cardno='*******'

查询到 jzysdm 后,查询到医生名字和工号,然后 update gh_ghzdk set ysdm='医生工号', ysmc='医生名字' where hzxm='***' 或　cardno='*******'

故障排除时间

5 分钟内(最短)　15 分钟(标准)

关键字描述

门诊医生站　无法选中患者

故障现象

护士分诊,患者次序混乱

故障编码

APP-HIS-00004

故障影响等级

三级

故障原因分析

1. 该医生未将已完成诊治的患者在工作站上结束就诊

2. 程序的 BUG

故障排除方法

1. 让医生将已完成诊治的患者在工作站上"结束就诊"

2. 程序的 BUG 不用处理,不影响运行

故障排除时间

5 分钟内(最短)　10 分钟(标准)

关键字描述

门诊医生站　患者次序乱

故障现象

离休干部、公费离休、居民医保等无需自己支付费用的患者,系统显示需要收患者乙类 10% 的费用

故障编码

APP-HIS-00005

故障影响等级

三级

故障原因分析

1. 该药在特殊项目设置中,未设自费比例

2. 程序的 BUG,该药在特殊项目中已设自费比例

故障排除方法

1. 设置该药的自费比例

2. 将该药针对的患者类型,删除掉,然后再重新设置

| 故障排除时间 |
| 5 分钟内(最短)　10 分钟(标准) |

| 关键字描述 |
| 门诊医生站　自付比例异常 |

| **故障现象** |
| 在门诊医生站中的药品却无法开具医嘱 |

| 故障编码 |
| APP-HIS-00006 |

| 故障影响等级 |
| 三级 |

| 故障原因分析 |
| 1. 该科室没有指定药房 |
| 2. 药品库存为 0 或已被药房控制 |
| 3. 药品输入方式应为拼音,改为了五笔 |

| 故障排除方法 |
| 1. 在系统配置模块中 "收费代码设置" 将该科室指定药房即可,或是在本地医生工作站中指定药房 |
| 2. 联系药房说明情况后,让药房处理 |
| 3. 退出到程序主界面,按 F8,切换输入方式为拼音 |

| 故障排除时间 |
| 5 分钟内 |

| 关键字描述 |
| 门诊医生站　药品无法处方 |

| **故障现象** |
| 患者已付费,但是化验或放射窗口未显示 |

| 故障编码 |
| APP-HIS-00007 |

| 故障影响等级 |
| 三级 |

故障原因分析
1. 患者拿错卡, 收费的卡与做化验的磁卡或社保卡不是同一张 　　2. HIS 与 LIS 或 RIS 的接口程序错误
故障排除方法
1. 让患者拿正确的卡去化验处 　　2. 修改接口
故障排除时间
5 分钟内（最短）　10 分钟（标准）
关键字描述
门诊医生站　医技窗口无患者收费信息

故障现象
患者化验或放射项目已付费, 需要退, 收费处却无法退
故障编码
APP-HIS-00008
故障影响等级
三级
故障原因分析
1. 患者没有去放射或检验室取消确认 　　2. 患者去过放射或检验室, 但放射或检验工作人员却无法退项目, 或电脑里已经取消但是收费那里仍然无法退费
故障排除方法
1. 让患者去放射科或检验科重新取消确认 　　2. 通过发票号在收费查询里查询出该发票的结算收据号然后, update sf_mzcfk set fybz=0 where jssjh=‘********’ and cfxh=‘*’ 　　3. update sf_nmzcfk set fybz=0 where jssjh= 　　4. ‘******’ and cfxh= ‘*
故障排除时间
5 分钟内（最短）　15 分钟（标准）
关键字描述
门诊医生站　退费异常

故障现象	
收费发票相同的药品打印两遍,但是总金额是正确的	
故障编码	
APP-HIS-00009	
故障影响等级	
三级	
故障原因分析	
医保药品代码有重复	
故障排除方法	
通知药库删除其中一个即可	
故障排除时间	
5分钟内(最短)　15分钟(标准)	
关键字描述	
门诊医生站　药品发票异常	

(二)复高公司系统

故障现象	
系统故障后的应急	
故障编码	
APP-HIS-00010	
故障影响等级	
一级	
故障原因分析	
一般情况下,系统故障的原因比较多,有硬件方面,有网络方面,也有可能是软件方面,造成比较坏的结果就是系统瘫痪,无法正常使用	
故障排除方法	
1.系统登陆 (1)当医院进入应急状态时,院内各相关工作站首先退出当前系统,门诊前台工作站重新登陆,进入应急系统 (2)进入应急系统时,门诊前台工作站会看到以下提示:"请注意,目前使用的是应急系统!"	

2. 挂号工作站

挂号工作站进入应急系统后,操作员会在挂号主界面的右上角看到"应急系统"标志,表明此时该工作站正处于应急状态下工作。在应急状态下挂号时,请操作员要特别关注以下几点要求:

(1)进入挂号界面,系统会自动弹出"印刷编号"确认框,请操作员一定要仔细核对。系统同时提供了快捷键 ALT+F:调出确认【印刷编号】界面,修改印刷编号

(2)在应急状态下工作时,退号 功能会受到限制,操作员不能退系统切换应急之前的挂号数据

(3)在应急状态下工作时,系统不允许使用 挂号缴款功能。待恢复到正常工作后再进行缴款

3. 收费工作站

收费工作站进入应急系统后,操作员会在收费主界面的右上角 看到 "应急系统" 标志,表明此时该工作站正处于应急状态下工作。在应急状态下收费时,请操作员要特别关注以下几点要求:

(1)进入收费界面,系统会自动弹出"印刷编号"确认框,请操作员一定要仔细核对。系统同时提供了快捷键 ALT+F:调出确认【印刷编号】界面,修改印刷编号

(2)在应急状态下工作时,退费 功能会受到限制,操作员不能退系统切换应急之前的收费处方

(3)在应急状态下工作时,系统不允许使用 收费缴款功能。待恢复到正常工作后再进行缴款

(4)在应急状态下工作时,不能使用协定处方、相关费用的保存功能

(5)在应急状态下工作时,切换应急之前医生开出的电子处方仍能调出划价收费。但在切换应急之后,医生工作站会停止使用,此时收费处根据手工处方进行划价

4. 护士预检工作站

护士预检工作站进入应急系统后,操作员会在护士预检主界面的右上角看到 "应急系统" 标志,表明此时该工作站正处于应急状态下工作

故障排除时间
30 分钟内(最短)　1 小时(标准)
关键字描述
门诊医生站　系统应急

故障现象
数据库连接不上
故障编码
APP-HIS-00011
故障影响等级
一级
故障原因分析
1. 数据库连接不上,排除网络原因之后,查数据源是否配置成功
故障排除方法
ODBC 配置不成功的一般解决办法: 　　1. 检查能否访问服务器 \\ 机器名或 \\IP 地址 如果出现需要输入名称,口令访问则勾选记住密码。正常后在配置 ODBC   　　2. 访问服务器成功配置能不成功,在第二步,点击客户端配置如下图   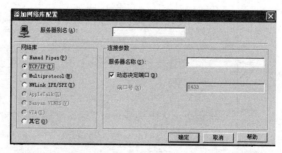   　　选择 TCP/IP 或 Named Pipes 再试试,其中 TCP/IP 方式时 注意动态决定端口号是否正确
故障排除时间
1 分钟内(最短)　2 分钟(标准)

关键字描述

门诊医生站　数据库连接异常

故障现象
系统无法登录

故障编码

APP-HIS-00012

故障影响等级

一级

故障原因分析

1. 网络通讯不正常
2. 数据库连接不上。处理办法检查 ODBC
3. 系统权限没有分配权限
4. 程序有部分控件没有注册
5. 系统配置有问题

故障排除方法

检查以上原因

故障排除时间

10 分钟内（最短）　20 分钟（标准）

关键字描述

门诊医生站　无法登录

故障现象
排队系统不能叫号

故障编码

APP-HIS-00013

故障影响等级

二级

故障原因分析

1. 是否防火墙关闭
2. 是否网络连通
3. 配置是否完全正确
4. 医生电脑与护士台电脑是否可以互相访问

故障排除方法
检查以上原因
故障排除时间
10 分钟内（最短）　20 分钟（标准）
关键字描述
门诊医生站　排队系统叫号异常

故障现象
挂号收费报价器无法使用
故障编码
APP-HIS-00014
故障影响等级
三级
故障原因分析
一般情况是设置问题
故障排除方法
1. 报价器：FGC02.DLL 和 FGC01.DLL 必须同时有并且放到系统目录下，（w2k system32 xp windows\system32 98 windows\system） 　2. FGC01.DLL 是处理声音，必须要有 　3. 修改本地配置（要看 USB 用的是那个 COM 口，如 3 号口就配置 "-3"特别注意 "-" 是用来区别以前的报价器）[系统配置] 显屏串口 =-3 　4. 医保读卡机：医保控件拷在 C 盘根目录，修改 SENDRCV 文件中的 TCPIP 地址，每个医院中心服务器地址，设置本地配置中的端口号，系统配置中的模拟或者正式医保 　5. 打印机设置：在挂号收费程序中，一般涉及 3 种打印格式，即挂号收据、收费发票，以及每日缴款报表，必须为每种格式配置相应的打印机。打印机和传真机中，服务器属性中添加新纸张，如发票格式，然后在默认打印机中设置进纸方式，注意有 3 个地方要设置，本地配置中收据高度一定要设置成 0

故障排除时间
10 分钟内（最短）　20 分钟（标准）
关键字描述
门诊医生站　报价器异常

五、系统应急处置简介

1. 医生发现诊间医生工作站系统故障应及时报告门诊办公室和信息中心。

2. 门诊办公室获知故障在 15 分钟内不能排除，应立即通知各科室分诊台人员准备纸质处方和纸质申请单。

3. 各分诊台人员接到启动"应急预案"通知后，应立即通知医生使用手工处方单和纸质申请单。并按患者到达先后，认真维护候诊秩序和做好宣传解释工作。

4. 收费处、药房、放射、化验等部门做好接受手工处方单和纸质申请单准备。

5. 各分诊台人员接到诊间系统故障排除，停止"应急预案"实施的通知后，及时通知医生使用计算机开具电子处方和电子申请单。

6. 诊间系统发生供电故障，各分诊人员应立即报告后勤部门，由后勤部门负责解决。

第二节　住院医生工作站

一、系统概述

　　住院医生工作站以患者信息为中心，围绕患者的诊断治疗活动，实现患者信息的采集、处理、存储、传输和服务。它以加快信息传送和减轻病历书写为目的，围绕临床医生每天的日常工作，切实提高医生的医疗服务质量和临床工作效率，支持医生的临床研究。

　　住院医生工作是医院信息化管理系统中的核心部分，住院医生工作站包括了住院医生所有医疗活动和日常事务工作，主要功能有：

电子病历、医嘱录入,开检查单、化验单,医技报告申请、统计功能、教学资料等。

二、系统功能

1. 系统功能
   - (1)用户登录、锁定、退出
   - (2)密码修改
   - (3)系统注销
   - (4)分辨率切换
2. 电子病历
   - (1)病历书写
     - 1)信息自动/手动传递,通过特定设置后可将已完成门诊、住院、护理等信息自动传递到病历的相应项目中。
     - 2)复制粘贴功能。
     - 3)特殊符号引用(特殊符号可设置)。
     - 4)提供相应的标准和个人级常用、特殊符号及医学公式,可通过用户使用频率来优化相应内容的显示优先级。
     - 5)病历整体模板、节段式模板的引用(分为个人级、科室级、全院级,有权限控制)。
     - 6)专业术语引用。
     - 7)诊断支持 ICD-10 码。
     - 8)读取医技申请报告,并将医技报告引用到病历中。
   - (2)病历存储
     - 1)先进的 XML 技术实现结构化病历存储,并通过对 XML 建立索引,合理的分布式数据存储,来优化病历的检索。
     - 2)对重要数据进行加密。
   - (3)病历打印
     - 1)所见即所得的打印。
     - 2)病程录支持续打、选页打印和特殊打印。

3）对于阅改的病历支持痕迹打印和最终稿打印。

（4）医学图示

1）可将医学图示嵌入到病历中，支持图文混排式病历样式。

2）可根据需求在医学图示上进行标注。

（5）病历调阅

1）调阅患者的历次门诊信息。

2）调阅患者的住院信息。

3）调阅患者的护理信息。

（6）病历安全性控制

1）病历内容控制

① 可对每一份病历中病历项目的数据类型进行设置，并在录入时进行核对，以保证病历数据的有效性和准确性。

② 可对每一份病历中病历项目的必填性进行设置，在病历定稿时对病历的必填项进行核对，以保证病历内容的完整性。

2）病历模板下载控制

在整体模板或节段式模板下载时，根据模板特性与当前患者进行比对和分析，并有效提示或警示用户，以避免发生低级错误。

（7）病历处理

1）病历定稿

2）病历三级阅改

3）病历归档

（8）病历借阅

1）通过电子方式向相关部门发送借阅请求。

2）相关部门根据借阅申请中的借阅目的、借阅期限来对申请进行审批，通过后申请人即能浏览患者的历史病历。

（9）关键词

　　1）对病历中的关键词进行摘抄，并与病历、住院患者进行关联。

　　2）对所摘抄的关键词进行程度、性质等属性的描述，以便于后期统计和科研。

3. 电子医嘱

（1）医嘱录入、暂存、提交、删除（医嘱未提交）、撤销（医嘱已提交）、停止。

（2）成组、排他医嘱录入。

（3）医技申请单录入、发送（医技申请单录入后自动生成符合规范的电子医嘱）。

（4）费用预警提示，包括住院患者类型及费用信息的显示。

（5）提供便捷的医嘱录入方式，包括：

　　1）术前全停、出院全停。

　　2）加顿医嘱，将已执行的长期医嘱直接录入至临时医嘱中。

　　3）录入计量时提供剂量、规格、包装 3 种录入方式。

　　4）支持全院、科室、个人级模板使用，并可根据模板疾病、名称进行快速定位。

　　5）提供经典处方下载功能。

　　6）对于已停止的医嘱可以直接内容粘贴。

　　7）根据查询条件快速查找药品信息。

（6）自动将下达、停止的医嘱，通过规范化医嘱格式进行文字排版，并引用到病历文书的特定项目中去。

（7）医嘱打印

　　1）选打长期或临时医嘱

　　2）续打长期或临时医嘱

　　3）打印重整医嘱

　　4）医嘱特殊打印（医嘱发送数据回插时）

（8）医嘱安全性控制

1）重复医嘱录入控制：在医嘱录入时屏蔽执行医嘱重复录入现象。

2）对患者付费类型进行显著标示，以便医生能合理选择药物医嘱。

3）药品库存提示： 在使用医嘱模板及经典处方时对当前药品库进行库存量核对，并在缺药情况下有效地对用户进行提示。

4）用药权限控制：针对不同级别的医生，所能使用的药品会不同，同时，在特殊情况下，上级医生可以授权下级医生使用某些药品。

5）用药安全控制：支持接入各类 PASS 系统，并可实现无缝连接。目前主流 PASS 系统包括大通、美康，都有成功案例。

（9）提供医嘱经典处方知识库及临床用药手册。

4. 临床医疗安全质量控制

（1）住院病历安全控制：

1）访问权限控制：科室医生可以访问本科室的住院病历，但不能访问其他没有权限的科室住院病历。

2）采用安全的电子签名机制：任何对于电子签名的修改都会记录在后台数据库中，同时，住院病历的所属权与操作者进行关联。

3）严格控制同级医生对于病历的修改、续写以及删除，同级医生间不能修改病历，只有上级医生可以修改、续写以及删除。

4）病历采用加密形式保存，防止人为篡改

（2）医疗流程安全控制

1）对危重、手术、输血、青霉素阳性等特殊患者进行明显标示，并在日常医疗环节中进行有效提示。

2）对已完成但未及时打印的病历进行有效提醒。

3）病历检测功能。

① 系统自动检测主要检查或诊断依据是否缺失,并作出相应提示。

② 对于危重患者,系统自动检索危重通知单是否完成,并提示医生在规定时间内完成查房记录。

③ 对于手术患者,系统自动检测手术相关病历是否完成,如术前是否完成术前讨论与小结,术后是否完成手术记录等。

④ 对于特殊患者,如死亡患者、传染病患者,系统自动检测相关病历资料是否完成,并作出有效提示。

4）医疗人员对于系统的任何操作都将被记录在后台数据库。

（3）会诊流程安全控制

1）及时提醒会诊科室进行会诊。

2）对于完成的会诊系统自动检测相关病历是否完成,如会诊单是否填写完整。

（4）病历质量控制

1）可对病历是否在规定时间内完成进行质量监控。

2）所有质量监控规则均能根据医院或科室的具体要求进行设置。

3）对即将到期任务和违规任务进行有效提醒和警示,并不影响用户正常工作。

4）对病历的完成情况引入评分机制,具体评分机制或公式可根据医院要求进行设置。

5. 权限控制

（1）医师权限控制

1）角色权限控制:不同角色医生拥有不同的操作权限。

2）医疗组权限控制:组内医生拥有相同权限,并可对于同级医生的病历进行续写。

3）管理员权限:对于特殊级别的医生,如住院总医生可赋予管理员权限,对于全院的病历进行管理。

（2）封存归档病历权限控制：系统采用自动对出院患者的病历进行归档，自动归档的时间可以灵活设置，以满足院方的实际需求。同时也支持人工归档病历，

（3）病历借阅权限控制：对已归档或封存的病历，医师无法直接调阅，需通过向病史室发送借阅申请来获取查阅病历的权限，并且借阅的病历通过权限控制的方式进行管理，每个患者的病历通过权限管理，权限细分为查看、修改、删除不同的级别。

（4）浏览权限控制：对于没有封存或归档的病历，医生可以直接调阅，但并无修改的权限。

6. 疾病控制报告

（1）传染病报告

（2）死亡报告

（3）肿瘤报告

三、常见故障

故障现象
登录时报"登记版本信息将截断字符串"错误
故障编码
APP-HIS-00015
故障影响等级
三级
故障原因分析
1. 程序所在路径太长 　　2. 程序所在文件夹中有的文件名称太长
故障排除方法
1. 将程序路径放在比较少的位置 　　2. 查看程序文件夹下是否有备份的文件，导致文件名过长
故障排除时间
10 分钟

关键字描述
住院医生站　登录异常

故障现象
病历模板维护时出现 2 个或 3 个信息
故障编码
APP-HIS-00016
故障影响等级
一级
故障原因分析
历史数据引起
故障排除方法
将表'编码_流水号'中医嘱模板编号的值改为医嘱模版表中模版编号的最大值 +1
故障排除时间
15 分钟
关键字描述
住院医生站　病历模板异常

故障现象
出院患者未显示
故障编码
APP-HIS-00017
故障影响等级
三级
故障原因分析
出院后 7 天内的患者可以查看,但不在在院患者中
故障排除方法
选择出院患者,可以查看出院 7 天内的患者
故障排除时间
5 分钟
关键字描述
住院医生站　出院患者未显示

故障现象
病程录续打,打印位置不正确

故障编码

APP-HIS-00018

故障影响等级

三级

故障原因分析

1. 前一份病程录打印后是否记录当前位置

2. 已经打印的病历,在打印后修改过病历内容,造成打印位置的不正确

故障排除方法

1. 重新打印前一份病程录,只要打印预览并将位置记录下即可

2. 需要将修改过的病历开始重新打印

故障排除时间

5 分钟

关键字描述

住院医生站　病程录打印异常

故障现象
首次病程录打印后,后续的病程录没有在首次病程录的后续位置打印

故障编码

APP-HIS-00019

故障影响等级

三级

故障原因分析

首次病程录打印方式不正确

故障排除方法

首次病程录打印时打印方式不正确,应该选用续打方式,否则不会记录当前位置

故障排除时间

5 分钟

关键字描述

　住院医生站　首次病程录打印异常

故障现象

　病程录续打时,没有跟着前一篇病程录的位置续打,而是重起一页打印

故障编码

　APP-HIS-00020

故障影响等级

　一级

故障原因分析

　病程记录是否设置为可续打

故障排除方法

　1. 查看表代码 _ 医疗文书列表中字段 "是否续打" 是否为 1,如不是则不会续打

故障排除时间

　10 分钟

关键字描述

　住院医生站　病程录续打异常

故障现象

　病程录续打,出现空行

故障编码

　APP-HIS-00021

故障影响等级

　三级

故障原因分析

　病历中最后是否存在空行

故障排除方法

　查看病历是否有空行

故障排除时间

　5 分钟

关键字描述

　　住院医生站　病程录续打出现空行

故障现象

　　医嘱打印预览时预览界面中没有医嘱信息,为一片灰色

故障编码

　　APP-HIS-00022

故障影响等级

　　三级

故障原因分析

　　系统配置中有是否设置"纸张宽度"和"纸张高度"

故障排除方法

　　系统配置中有设置"纸张宽度"和"纸张高度"的设置,设置后可以看到预览

故障排除时间

　　5分钟

关键字描述

　　住院医生站　打印预览异常

故障现象

　　续打医嘱时,提示"数据中存在未打印回插数据,禁止续打"

故障编码

　　APP-HIS-00023

故障影响等级

　　三级

故障原因分析

　　新增的医嘱的日期比已经打印的医嘱的日期要早

故障排除方法

　　采用特殊打印

故障排除时间

　　5分钟

关键字描述

住院医生站　医嘱打印异常

故障现象

开医嘱时选择不到药品

故障编码

APP-HIS-00024

故障影响等级

一级

故障原因分析

1. 药品是否在病区药房上柜

2. 输入药品的输入码与药房维护的输入码是否相同

故障排除方法

询问药房上柜情况和输入码

故障排除时间

15 分钟

关键字描述

住院医生站　无法选择药品

故障现象

出院带药时,医生发送 1 瓶药,但在护士站排药时显示为 1 片药

故障编码

APP-HIS-00025

故障影响等级

一级

故障原因分析

这是药房在维护药时大包装量没有维护正确,大包装量为 "1" 造成 1 瓶药就 1 片的情况

故障排除方法

让药房维护大包装量

故障排除时间

10 分钟

关键字描述
住院医生站　发药异常

故障现象
有些非收费医嘱不能停止
故障编码
APP-HIS-00026
故障影响等级
一级
故障原因分析
因为这些医嘱没有执行
故障排除方法
护士工作站将这些非收费医嘱执行
故障排除时间
30 分钟
关键字描述
住院医生站　医嘱无法停止

第三节　患者就诊服务管理系统

　　患者就诊服务管理系统是医院基本的工作流程管理系统之一，贯穿于患者门急诊过程的多个环节，包括挂号过程、门急诊就诊过程、收费过程、检验检查过程、药房取药过程等；帮助医院合理安排患者就诊秩序，积极改善患者就诊环境、有效提高医院工作效率和服务满意度。

一、系统概述

　　门急诊工作是面向社会的重要窗口，因为它是医院接触患者时间最早、人数最多、范围最广的部门，因此，门急诊对于满足患者需求，完成医院社会职责，具有重要的意义。坚持以患者为中心，以质量为核心的医院工作指导思想，首先要加强对门急诊这一重要窗口的管理,提高门诊工作质量,这是提高医院科学管理水平的重要方面。因此患者就诊服务的管理对医院整体的诊疗治疗具有重要的意义。

　　患者就诊服务管理系统为医院门急诊的工作提供了全面的帮助,包括门急诊患者的基本排队管理、门急诊的工作规划、医院各类医技检查的预约管理、预约以后的分诊排队、门急诊工作量统计、工作情况的分析、统计报表的下载、门急诊历史与实时工作情况的统计等管理控制功能。系统能通过数据接口,与其他医疗信息系统进行互联,实现全院诊疗信息的共享和规范化管理。

二、系统软件功能特点

　　1.门急诊患者就诊服务管理系统提供的基本排队应用模式分类
　　（1）一次候诊模式;二次候诊模式。
　　（2）挂号时直接分诊;诊区护士站确认到达后分诊。
　　（3）精确分诊(精确到医生);普通分诊(科室分诊)。
　　（4）现场分诊候诊;预约分诊候诊。
　　（5）挂号流水号分诊;独立号码段分诊。
　　（6）单个呼叫模式;批量呼叫模式。
　　（7）多科室就诊顺序模式;多科室就诊预定义流程模式等。
　　（8）系统可以支持:不同的部门和过程分别采用上述不同的排队应用模式。
　　2.门急诊患者就诊服务管理系统含有完整的工作规划功能,有效辅助医院的管理决策。
　　（1）诊室排班;医生排班。
　　（2）诊室与医生的可挂号数量实时控制。
　　（3）诊室与医生的已挂号数量统计分析。
　　（4）与排队系统集成,对每间诊室的使用情况进行实时监控。
　　（5）系统可以根据不同的权限控制,对整个医院的门急诊部门的工作进行合理而高效的规划。
　　3.门急诊患者就诊服务管理系统支持预约管理、预约分诊排队功能。

4. 门急诊患者就诊服务管理系统具有工作流的概念,能够根据医院不同部门的应用需求快速进行修改变更。

5. 门急诊患者就诊服务管理系统中各种类型客户端应用程序同时支持 C/S 和 B/S 模式;方便用户后期的维护、升级。各种类型客户端应用程序的 UI 可以根据医院方的使用要求和习惯进行定制化设计修改。

6. 门急诊患者就诊服务管理系统包括数据统计、分析功能,可以提供多种类型的统计分析数据报表。支持理想管理模型的建立和比较,有效辅助医院的管理决策。

7. 患者就诊服务管理系统具有完整的用户管理和权限管理功能,保护系统安全。

8. 患者就诊服务管理系统支持医院管理人员在任意工作站通过 Web 方式对系统进行管理设置、查询系统工作情况、查询当前患者就诊情况信息。管理人员的操作权限有严格等级限制。

9. 相关接口

   (1)支持通过多种方式从 HIS 处与 RIS 处获得患者挂号登记信息(WebServices、调用存储过程、触发器、定时读取视图等)。

   (2)系统可以根据医院需求向其他医疗信息系统提供完整而全面的患者就诊服务信息。

三、系统硬件功能特点

1. 主显示设备:用于诊区或部门的患者集中等候区。

   (1)采用 LCD 液晶显示器、PDP 等离子显示器等平板显示设备。

   (2)主显示设备(包括:显示控制器)采用 IP 通讯控制技术;方便布管布线、安装调试、后期维护。

   (3)主显示设备上不仅可以显示文字、图形和图片,还可以播放多媒体视音频信息。

（4）主显示设备的显示控制程序需要有播放列表的编辑功能，可以根据需要播放指定内容，可以支持多种类型的内容文件，包括 PPT、Flash、视频文件等。

3. 诊室 / 窗口显示设备：安装于诊室门口或各类部门的服务窗口。

（1）采用 LCD 液晶显示器。

（2）采用 IP 通讯控制技术；方便布管布线、安装调试、后期维护。

（3）诊室显示设备无须由独立的计算机控制，无须由诊室内工作站计算机进行操作控制。

（4）诊室显示设备上不仅可以显示文字、图形图片，还可以播放多媒体视频信息。

（5）诊室显示设备可以根据需要播放指定内容。可以支持多种类型的内容文件，包括 PPT、Flash、视频文件 等。

4. 语音系统：用于诊区或部门的患者集中等候区，实时播报各种提示信息。

（1）采用 TTS 等语音合成技术；声音细节参数可以按需要手工调节。

（2）如果语音系统包括音响功放，要求其带优先输入选择功能，支持麦克风输入，可根据需要临时插播语音信息。

（3）语音系统支持实时播报各类提示信息，提示信息经过实时合成后播报（自动播报，非人工播报）。

5. 打印设备：安装于挂号收费部门、诊区工作站、部门工作站、诊区或部门的患者集中等候区。

（1）打印设备类型包括：台式独立打印机、台式触摸屏打印一体机、立式触摸屏打印机等。

（2）打印设备采用 IP 通讯控制技术，无须独立计算机进行控制；方便布管布线、安装调试、后期维护。

（3）打印设备打印方式：热敏、激光或针打等。

（4）打印设备打印的内容包括：患者就诊、检查、取药的排队信息,各类提示信息;打印设备支持打印一维或二维条形码。

四、系统特点

患者就诊服务管理系统可对门急诊的整体工作流程和工作规范进行管理,并能根据门急诊的实际需求进行适当调整,在适应门急诊工作习惯的基础上,规范管理细节、提高工作效率、减少因人为原因产生的医患纠纷。

五、常见故障

故障现象
在医生工作站点击"下一位"后,"下一位"按钮变灰、无法继续操作
故障编码
APP-HIS-00027
故障影响等级
三级
故障原因分析
1. 医生工作站程序配置文件没有正确设置
故障排除方法
检查"医生工作站"程序后台配置文件,查看"下一位"按钮设置的操作间隔时间,并根据实际的工作需求进行修改
故障排除时间
5 分钟内(最短)　10 分钟(标准)
关键字描述
患者就诊管理　叫号异常

故障现象
点击医生工作站启动快捷方式后,软件未响应
故障编码
APP-HIS-00028

故障影响等级
三级
故障原因分析
1. 系统 Framework 未正确安装或版本过低(版本需高于 2.0)
2. 医生工作站软件未正确安装
故障排除方法
1. 卸载有问题的 Framework 程序和应用软件
2. 重新安装 Framework 和应用软件
故障排除时间
10 分钟内(最短)　15 分钟(标准)
关键字描述
患者就诊管理　快捷启动异常

故障现象
打印设备无响应
故障编码
APP-HIS-00029
故障影响等级
三级
故障原因分析
1. 网络通信线缆故障
2. 打印机驱动程序未能正确安装
故障排除方法
1. 检查打印机网络通信线缆,确保服务器可以连接到该打印机
2. 重新安装打印机驱动程序
故障排除时间
15 分钟内(最短)　20 分钟(标准)
关键字描述
患者就诊管理　打印异常

故障现象
医生工作站或护士工作站无法登录
故障编码
APP-HIS-00030
故障影响等级
三级
故障原因分析
1. 用户没有相应工作站的登录权限
2. 用户输入的登录密码错误
故障排除方法
1. 通过后台 Web 管理程序为该用户在系统中添加相应的用户以及权限
2. 通过后台 Web 管理程序重置该用户密码
故障排除时间
5 分钟内(最短)　 10 分钟(标准)
关键字描述
患者就诊管理　 工作站登录异常

故障现象
医生工作站无法呼叫患者
故障编码
APP-HIS-00031
故障影响等级
三级
故障原因分析
由于电脑硬件或系统故障导致医生工作站意外关闭,引起当前就诊患者就诊状态异常
故障排除方法
关闭当前医生工作站,并通过 Web 管理程序对该诊室的就诊队列进行重置
故障排除时间
5 分钟内(最短)　 10 分钟(标准)

关键字描述

　　患者就诊管理　呼叫患者异常

故障现象

　　主显示设备报"host unreachable 错误"

故障编码

　　APP-HIS-00032

故障影响等级

　　三级

故障原因分析

　　1. 主显示设备网络线缆故障

　　2. 主显示设备控制计算机故障

故障排除方法

　　1. 检查主显示设备的网络线缆，是否可以连接到相应控制计算机

　　2. 检查该显示设备的控制计算机是否正常运行

故障排除时间

　　10 分钟内（最短）　15 分钟（标准）

关键字描述

　　患者就诊管理　显示异常

故障现象

　　预检台护士工作站程序无法获得当天的排班信息

故障编码

　　APP-HIS-00033

故障影响等级

　　三级

故障原因分析

　　1. 护士工作站计算机网络线缆故障

　　2. 排班信息服务器故障

故障排除方法
  1. 检查护士工作站计算机网络线缆
  2. 检查排班信息相关服务器是否正常运行

故障排除时间
  10 分钟内（最短） 15 分钟（标准）

关键字描述
  患者就诊管理 缺排班信息

故障现象
  医生工作站显示的患者等候时间异常

故障编码
  APP-HIS-00034

故障影响等级
  三级

故障原因分析
  电脑显示的日期不是当前日期

故障排除方法
  检查电脑日期，并改为当前日期

故障排除时间
  1 分钟内（最短） 1 分钟（标准）

关键字描述
  患者就诊管理 患者等候时间显示异常

故障现象
  "connect timeout" 错误

故障编码
  APP-HIS-00035

故障影响等级
  三级

故障原因分析
  中间件连接超时

故障排除方法
  检查程序所在文件夹的 Urlconfig.ini 文件是否填写了正确的中间件服务地址

故障排除时间
5 分钟内(最短) 10 分钟(标准)

关键字描述
患者就诊管理 "connect timeout" 报错

故障现象
"非法的工作站程序" 错误

故障编码
APP-HIS-00036

故障影响等级
三级

故障原因分析
相关工作站程序在数据库中未注册

故障排除方法
通过 Web 管理程序对该工作站进行注册

故障排除时间
10 分钟内(最短) 15 分钟(标准)

关键字描述
患者就诊管理 "非法的工作站程序" 报错

故障现象
登录医生工作站后无法查看候诊患者信息

故障编码
APP-HIS-00037

故障影响等级
三级

故障原因分析
登录时选择的挂号科室或挂号类型错误

故障排除方法
退出工作站后,选择正确的科室与挂号类型重新登录

故障排除时间
1 分钟内(最短) 2 分钟(标准)

故障现象	
故障现象 候诊区无语音呼叫	
故障编码 APP-HIS-00038	
故障影响等级 三级	
故障原因分析 1. 电视机音量过低 2. 音响功放未连接到指定的计算机	
故障排除方法 1. 检查相应诊区的电视机音量 2. 检查音响功放是否连接到指定计算机并工作正常	
故障排除时间 5 分钟内(最短)　10 分钟(标准)	
关键字描述 患者就诊管理　语音提示异常	

故障现象	
故障现象 主显示设备无法显示宣传信息	
故障编码 APP-HIS-00039	
故障影响等级 三级	
故障原因分析 程序配置的宣传信息路径错误	
故障排除方法 重新配置程序的宣传信息路径	
故障排除时间 5 分钟内(最短)　10 分钟(标准)	

关键字描述
患者就诊管理　主显示设备显示异常

故障现象
挂号发票上没有打印患者的排队就诊号码
故障编码
APP-HIS-00040
故障影响等级
三级
故障原因分析
挂号程序连接的 WebServices 地址错误
故障排除方法
检查挂号程序后台配置的 WebServices 地址
故障排除时间
5 分钟内(最短)　10 分钟(标准)
关键字描述
患者就诊管理　排队号码未打印

六、系统应急情况分析

1. 患者就诊服务管理系统发生故障时,门急诊人员应先行观察故障出现在单台工作站还是所有工作站。

2. 如果故障出现在单台工作站,则可由其他工作站完成工作,并及时报告信息科对故障工作站进行检查及故障排除。

3. 如果故障出现在所有工作站,则及时报告信息科对网络和数据库进行检查及故障排除。

4. 信息科对故障判断为软件或数据库本身的问题时,应及时电话联系厂方工程师沟通故障表现及故障排除方法,而不要立即进行软件重装或系统重装等工作。

5. 如信息科判断故障在 15 分钟内不能排除,则通知门急诊在必要时采用人工维持患者排队就诊次序,直至故障排除。

6. 如门急诊发生供电故障,工作人员应立即报告后勤部门,由后勤部门负责解决。

|第二章|
医学影像存档与通讯系统(PACS)

第一节 概 述

PACS 是英文 Picture Archiving and Communication System 的缩写,译为"医学影像存档与通信系统",其组成主要有计算机、网络设备、存储器及软件。是一个涉及放射医学、影像医学、数字图像技术(采集和处理)、计算机与通讯的多媒体系统,涉及软件工程、图形图像的综合及后处理等多种技术,是一个技术含量高、实践性强的高技术复杂系统。主要有医学影像的采集和数字化、图像的存储和管理、数字化医学图像的高速传输、图像的数字化处理和重现、图像信息与其他信息集成五个方面。

PACS 用于医院的影像科室,最初主要用于放射科,经过近几年的发展,PACS 已经从简单的几台放射影像设备之间的图像存储与通信,扩展至医院所有影像设备乃至不同医院影像之间的相互操作,因此出现诸多分类及称谓,如几台放射设备的联网称为 Mini PACS(微型 PACS);放射科内所有影像设备的联网称为 Radiology PACS(放射科 PACS);全院整体化称为 PACS,实现全院影像资源的共享,称为 Hospital PACS。

PACS 系统引入后图像均采用数字化存储,节省了大量的介质,这将大大减少材料的成本以及大量的介质管理费用,这也将大大减少管理的成本;医学图像的数字化使得在任何有网络的地方都可以调阅影像,这样即可以提高医生的工作效率,又可以简化医生的工作流程,把更多的时间和精力放在诊断上,大大提高了工作的效率,同时也有助于提高医院的诊断水平。

PACS 系统可以和医院管理系统、门诊医生工作站、住院医生工作站等系统实现一体化集成。PACS 与 RIS 和 HIS 的融合程度已成为衡量功能强大与否的重要标准。

第二节　东软公司部分

一、系统功能

（一）PACS 系统基本功能

1. 登记工作站

（1）预约功能

（2）登记分诊功能

（3）查询分诊信息

（4）退已预约信息

（5）修改已预约信息

2. 排队叫号系统

患者检查排队叫号

3. 影像处理及诊断系统

（1）信息查询与管理

（2）个性化设置管理功能

（3）诊断基本功能

（4）影像显示功能

（5）影像测量功能

（6）辅助测量功能

（7）标注功能

（8）诊断报告管理

（9）胶片输出

（10）普通放射影像增强后处理

（11）影像离线备份软件

4. 技师工作站

（1）患者检查确认

（2）患者检查取消

   （3）胶片打印管理

  5. 维护管理工作站

   （1）权限设置

   （2）基础信息管理

   （3）数据统计功能

   （4）存储备份与恢复功能

   （5）报告模板编辑器

   （6）输出报告设计

  6. PACS 系统高级功能

   （1）三维后处理功能

   （2）骨密度 CAD 在 PACS 系统中的应用

（二）超声信息管理子系统

  1. 超声预约、登记功能

  2. 超声排队叫号系统

  3. 超声图像采集

  4. 超声图文报告书写

  5. 超声报告模板编辑

  6. 超声报告版面格式设计

（三）内窥镜信息管理子系统

  1. 内窥镜预约、登记功能

  2. 内窥镜排队叫号系统

  3. 内窥镜图像采集

  4. 内窥镜图文报告书写

  5. 内窥镜报告模板编辑

  6. 内窥镜报告版面格式设计

（四）病理信息管理子系统

  1. 病理条码管理功能

  2. 病理登记信息管理功能

  3. 病理报告书写与档案管理功能

4. 病理科室管理功能

5. 病理统计查询功能

二、 系统特点

影像归档和通信系统(PACS)是一个以多媒体影像处理、分析、管理、存储为主要功能的医院核心信息平台,从患者登记、预约、到诊、拍片、检查到最后给出医技报告全程电子化,并且可以在医生工作站中调阅该患者的图像,这样可以大大减少错误率,从而提高工作效率。并且可以做到两个医院同时调阅相同患者的图像,实现跨区域的诊疗。

三、常见故障

故障现象
设备上传图像失败
故障编码
APP-PAC-00001
故障影响等级
三级
故障原因分析
1. 设备的网络出现故障   2. DICOM 服务出现故障
故障排除方法
1. 确认设备到服务期间的网络状况   2. 网络状况正常的情况下,查看 DICOM 服务器,确认 DICOM 服务器(Neusoft Pacs-Dicom Server)是否正常运行,若服务已经停止,需要重启
故障排除时间
15 分钟内(最短)　20 分钟(标准)
关键字描述
PACS　　上传图像

故障现象
设备上传图像后,工作站无法接受图像
故障编码
APP-PAC-00002
故障影响等级
三级
故障原因分析
1. 工作站的网络出现故障
2. FTP 服务器出现故障
3. BROKE 服务出现故障
4. PPS 服务出现故障
故障排除方法
1. 确认工作站到服务器的网络状况
2. 查看设备上传到 DICOM 的文件是否都停滞了,如果停滞了则要重启 FTP 服务
3. FTP 服务工作正常情况下查看 BROKE 服务(Neusoft Pacs-Broker)与 PPS 服务(Neusoft/Ris-PPS Manager),若服务已经停止,需要重启
故障排除时间
15 分钟内(最短)　20 分钟(标准)
关键字描述
PACS　接收图像

故障现象
1. 分诊刷卡时无法获取患者信息
2. 排队叫号、大屏幕取报告提示、统计报表系统无法获取信息
故障编码
APP-PAC-00003
故障影响等级
三级

故障原因分析
WEB 服务器的第三方软件 Apache Tomcat 出现故障
故障排除方法
在 WEB 服务器上重启第三方软件 Apache Tomcat 即可
故障排除时间
10 分钟内(最短)　15 分钟(标准)
关键字描述
PACS　患者信息

故障现象
设备刷新不出患者列表
故障编码
APP-PAC-00004
故障影响等级
三级
故障原因分析
1. 设备的网络故障
2. Worklist 服务出现故障
故障排除方法
1. 确认设备到服务器间的网络状况
2. 网络状况正常的情况下查看 Worklist 服务,确认 Worklist 服务(Neusoft Pacs-Worklist)是否运行正常,若服务已经停止,需要重启
故障排除时间
15 分钟内(最短)　20 分钟(标准)
关键字描述
PACS　患者列表

故障现象
HIS 增加新收费项目时,PACS 无法读取该新收费项目
故障编码
APP-PAC-00005

故障影响等级
三级
故障原因分析
HIS 和 PACS 同步收费项目的第三方软件（pSynchronizeDB.exe）出现故障
故障排除方法
双击运行 pSynchronizeDB.exe，它将自动检查 HIS 中新增的收费项目并且同步到 PACS 的收费库中，建议将此软件做计划任务每隔一定时间自动运行（PACS 数据库中 FEETYPE 这个表保存着 HIS 同步的所有收费项目）
故障排除时间
15 分钟内（最短）　20 分钟（标准）
关键字描述
PACS　收费项目

故障现象
工作站出现数据库连接错误
故障编码
APP-PAC-00006
故障影响等级
三级
故障原因分析
1. 工作站的网络出现故障
2. 数据库服务器出现故障
故障排除方法
1. 确认工作站到服务器的网络状况
2. 检查数据库服务器的网络状况，并且确认数据库是否运行正常
故障排除时间
20 分钟内（最短）　30 分钟（标准）
关键字描述
PACS　数据库连接错误

故障现象
工作站无法保存图像
故障编码
APP-PAC-00007
故障影响等级
三级
故障原因分析
1. 工作站的网络出现故障
2. FTP 服务出现故障
3. 图像存储空间已满
故障排除方法
1. 确认工作站到服务器的网络状况
2. 如 FTP 服务出现故障,重启 FTP 服务即可
3. 通过 PACS 数据库中 pacs_hostinfo 中相关存储的信息,查看相关存储空间是否已满
故障排除时间
20 分钟内(最短)　25 分钟(标准)
关键字描述
PACS　保存图像

故障现象
技师工作站做到诊处理时出现 "该患者已做过到诊处理",但是报告书写过程中看不见该患者
故障编码
APP-PAC-00008
故障影响等级
三级
故障原因分析
PACS 数据库表 studyinfo 中 photomarkid 这个字段为空
故障排除方法
在 PACS 数据库表 studyinfo 中将该检查技师工号手动填入 photomarkid 这个字段中

故障排除时间
20 分钟内(最短)　30 分钟(标准)

关键字描述
PACS　无法到诊

故障现象
增加新的 FTP 存储后图像、报告无法保存

故障编码
APP-PAC-00009

故障影响等级
三级

故障原因分析:
PACS 数 据 库 表 pacs_hostinfo、ris_hostinfo、pacs_mediainfo 中相关字段没有进行设置

故障排除方法
增 加 新 的 FTP 存 储 后 需 要 在 PACS 数 据 库 表 pacs_hostinfo 中增加新的 FTP 的 IP 地址(存放图像),同时在表 ris_hostinfo 中增加新的 FTP 的 IP 地址(存放报告),同时修改 pacs_mediainfo 中 hostid 的字段类型,该字段类型与 pacs_hostinfo 中 hostid 一致

故障排除时间
30 分钟内(最短)　40 分钟(标准)

关键字描述
PACS　报告保存

故障现象
总分院关键图像无法传输和相互调阅

故障编码
APP-PAC-00010

故障影响等级
三级

故障原因分析

　　1. 该医生的工号没有调阅分院设备图像的权限

　　2. 总分院网络出现故障

　　3. 总分院的服务器出现故障

　　4. 总分院的存储空间已满

　　5. 总分院用于传输图像的第三方软件出现问题

故障排除方法

　　1. 在权限设置中设置该医生工号的相关权限

　　2. 查看总分院网络是否正常

　　3. 查看总分院服务器是否正常

　　4. 查看总分院存放关键图像的存储是否已满,如已满则建议把之前的图像文件迁移到其他存储或者盘符中

　　5. 查看用于传输图像的第三方软件运行是否正常,建议在计划任务中加入此软件,间隔时间为每分钟执行一次

故障排除时间

　　30 分钟内(最短)　40 分钟(标准)

关键字描述

　　PACS　图像传输

故障现象

　　分诊后无法打印条码

故障编码

　　APP-PAC-00011

故障影响等级

　　三级

故障原因分析

　　1. 条码打印机有故障

　　2. 计算机的默认打印机没有设为条码打印机

故障排除方法

　　1. 检查条码打印机是否工作正常

　　2. 将计算机的默认打印机设为条码打印机

故障排除时间

　　10 分钟内(最短)　15 分钟(标准)

关键字描述

　　PACS　条码打印

故障现象

　　无法打印检查报告

故障编码

　　APP–PAC–00012

故障影响等级

　　三级

故障原因分析

　　1. 打印机存在故障

　　2. 程序中没有设置默认打印机

故障排除方法

　　1. 检查打印机是否工作正常

　　2. 进入程序后在系统设置—报告打印,将默认打印机设置为需要打印检查报告的打印机

故障排除时间

　　5 分钟内(最短)　15 分钟(标准)

关键字描述

　　PACS　打印检查报告

故障现象

　　医生无法进入程序、无法打开相关报告或图像

故障编码

APP–PAC–00013

故障影响等级

　　三级

故障原因分析

　　1. 工作站的网络故障

　　2. 医生权限不够

　　3. 进入程序前没有选择正确的角色组

0101001001101111000001001000100000001010010011011110000010010001000000010100100110111100000
0010010010001000000010100100110111110000010010001000000010100100110111100000100100010000000010
100100110111100000100100010000000010100100110111100000100100010000000101001001
1011110000010010001000000010100100110111
0000010010001000100000

故障排除方法

 1. 检查工作站的网络是否正常

 2. 通过权限设置给予该医生相应的权限,建议可以通过建立不同角色给予相关的权限

 3. 在输入完用户名和密码后会有一个角色组的选择,选择正确的角色组进入程序才会有相关的权限出现。如果一直是同一角色组建议选择完角色组后将"设置为默认登录角色"勾选上,则下次登录时默认为该角色组

故障排除时间

 10 分钟内(最短) 15 分钟(标准)

关键字描述

 PACS 无法进入程序

故障现象

 技师工作站做到诊处理时出现"医生工号错误,请核对该医生是否允许收费!"

故障编码

APP-PAC-00014

故障影响等级

 三级

故障原因分析

 在 HIS 中该医生没有收费记账的权限

故障排除方法

 在 HIS 中给予该医生收费记账的权限

故障排除时间

 10 分钟内(最短) 15 分钟(标准)

关键字描述

 PACS 无法记账

故障现象

 当 HIS 中收费项目的类别更改完后,在 PACS 中出现无法到诊、记账

故障编码 APP-PAC-00015
故障影响等级 　三级
故障原因分析 　1. HIS 修改了收费项目的类别,在 PACS 数据库中未得到及时的更新 　2. 在 PACS 中读取的患者申请单中项目类别未得到更改,在确认费用时与 HIS 中的收费项目类别不一致
故障排除方法 　1. 更改 HIS 中相关已经申请的收费项目类别 　2. 查看 PACS 数据库 FEETYPE 表中的收费项目类别是否与 HIS 中一致 　3. 查看 PACS 数据库中 HIS_FEEINFO_ZY 表中 FEETYPE 字段的收费项目类别是否与 HIS 中一致
故障排除时间 　25 分钟内(最短)　30 分钟(标准)
关键字描述 　PACS 无法记账

第三节　G.E. 公司部分

一、概述

　　通过全院整体化 PACS,各个科室(包括放射科、超声科、内镜、门诊、临床、核医学)都能通过 GE(Centricity Web)调用 PACS 系统中的影像资源;GE Centricity RIS CE 系统中的登记模块实现了上述科室中各种检查的预约,快速预约,快速分流患者的功能。AW Suit 高级工作站能重建患者的影像。

二、Centricity RIS/PACS 系统功能

（一）Centricity RIS CE 系统

    1. 登记工作站基本功能

      （1）查询患者的电子申请单和手工申请单

      （2）新建,预约和取消患者预约的检查

      （3）到检和取消患者的到检

      （4）查看患者的电子申请单

      （5）查看发票号

      （6）打印预约单

      （7）查看患者的 LIS 化验报告

    2. 技师工作站基本功能

      （1）浏览患者基本信息

      （2）更换检查设备

      （3）配置当班人员

      （4）修改检查模板和造影剂内容

    3. QA 工作站基本功能

      （1）到检和取消到检患者检查

      （2）取消患者预约

      （3）取消检查和取消已检查

      （4）手工匹配及取消匹配患者的检查和图像两者自动
         匹配

      （5）合并患者

      （6）退费,查看电子申请单

    4. 报告工作站基本功能

      （1）查询工作报告

      （2）编辑,提交,审核及打印报告

      （3）对比浏览报告修改情况

      （4）患者历史检查

      （5）查看电子申请单

5. 后台管理基本功能

（1）系统权限

（2）员工管理

（3）配置设备相关信息

（4）Modality Worklist

（5）配置检查方法

（6）PACS 系统设置

（7）配置报告工作站

（8）配置审计功能

（二）Centricity PACS 系统

1. Centricity 工作站基本功能

（1）配置快速访问工作列表；图像的过滤查找

（2）DICOM 查询检索

（3）图像浏览工具

（4）图像显示工具

（5）默认显示协议（DDP）的设置

（6）学术文件夹应用

2. AW Suit 工作站基本功能

（1）Volume Viewer

（2）Reformat

（3）3D MIP

（4）Navigator

（5）Volume Rendering

（6）Fast VR

（7）Compare

（三）Centricity Web 系统

Centricity Enterprise Web 是一个基于 WEB 的系统，用以通过医院的网络或 Internet 来研究医学图像。

Centricity Enterprise Web 可以从 PACS 和其他来源检索图像并将其提供给 Centricity Web 客户端，医生只需要在客户端打开 IE 浏览器,就可以查看影像资料。

Centricity Enterprise Web 的基本功能

（1）方便易用

（2）工作列表

（3）检索病历报告

（4）查看图像

（5）远程会议和协作

三、常见故障

故障现象
设备上传图像失败
故障编码
APP-PAC-00016
故障影响等级
三级
故障原因分析
1. 设备的网络出现故障
2. DICOM 获取服务器服务故障
3. PACS　Middle-Tier 服务出现故障
故障排除方法
1. 确认设备到服务期间的网络状况
2. 重启 DICOM 服务
3. 网络状况正常的情况下,需要重启 Orion 服务
故障排除时间
2 分钟内(最短)　10 分钟(标准)
关键字描述
PACS 上传图像

故障现象
设备上传图像后,报告工作站无法看到图像
故障编码
APP-PAC-00017

故障影响等级
三级
故障原因分析
1. 工作站的网络出现故障
2. Samba 服务器出现故障
3. 服务器存储出现故障
4. 文件夹权限设置问题
故障排除方法
1. 确认工作站到服务器的网络状况
2. 确认服务器 samba 服务是否停止, 若停止则重启 Samba 服务
3. 存储是否可读可写, 是否容量已满
4. DICOM 文件的权限设置问题, 是否可读
故障排除时间
2 分钟内(最短)　　10 分钟(标准)
关键字描述
PACS 查看图像

故障现象
预约登记时无法获取患者电子申请单
故障编码
APP-PAC-00018
故障影响等级
三级
故障原因分析
1. 工作站的网络出现故障
2. 工作站的 corba 服务出现故障
3. Broke 服务出现故障
故障排除方法
1. 确认工作站到服务器的网络状况
2. 重启工作站的 corba 服务或者重装 corba 服务
3. 确认 Broker 服务是否运行, 如果退出, 重新启动 Broker 服务

故障排除时间
2 分钟内（最短）　10 分钟（标准）
关键字描述
PACS 电子申请单

故障现象
设备刷新不出患者列表
故障编码
APP-PAC-00019
故障影响等级
三级
故障原因分析
1. 设备的网络故障
2. Worklist 服务出现故障
故障排除方法
1. 确认设备到服务器间的网络状况
2. 网络状况正常的情况下查看 Worklist 服务, 确认 Worklist 服务是否运行正常, 若服务已经停止, 需要重启
故障排除时间
2 分钟内（最短）　10 分钟（标准）
关键字描述
PACS 患者列表

故障现象
内窥镜室、病理科、超声科看不到预约患者信息
故障编码
APP-PAC-00020
故障影响等级
三级
故障原因分析
1. 工作站网络状况
2. Broke 发送预约信息没有成功

故障排除方法

  1. 检查工作站的网络状况

  2. 查询到没有预约信息的患者信息,并更新 broke 数据库患者数据,重新发送预约信息即可

故障排除时间

  2 分钟内(最短) 15 分钟(标准)

关键字描述

  PACS 预约信息

故障现象

  工作站出现数据库连接错误

故障编码

  APP-PAC-00021

故障影响等级

  三级

故障原因分析

  1. 工作站的网络出现故障

  2. 数据库服务器出现故障

故障排除方法

  1. 确认工作站到服务器的网络状况

  2. 检查数据库服务器的网络状况,并且确认数据库组件运行正常

故障排除时间

  2 分钟内(最短) 20 分钟(标准)

关键字描述

  PACS 数据库连接故障

故障现象

  工作站无法保存报告

故障编码

  APP-PAC-00022

故障影响等级

  三级

故障原因分析
1. 工作站的网络出现故障 　　2. FTP 服务出现故障
故障排除方法
1. 确认工作站到服务器的网络状况 　　2. 重启 FTP 服务即可
故障排除时间
2 分钟内(最短)　　10 分钟(标准)
关键字描述
PACS 报告保存

故障现象
排队叫号、大屏幕提示患者做检查,系统无法获取信息
故障编码
APP-PAC-00023
故障影响等级
三级
故障原因分析
1. Broke 服务器出现故障 　　2. 工作站的网络出现故障
故障排除方法
1. 确认工作站到服务器的网络状况 　　2. 如果大批量数据患者都有问题,需要更新 Broke 数据库的数据; 如果是单独的患者,根据医嘱号在查询到患者数据,重传一遍即可
故障排除时间
2 分钟内(最短)　　10 分钟(标准)
关键字描述
PACS 排队叫号

故障现象
患者信息和检查图像之间张冠李戴
故障编码
APP-PAC-00024
故障影响等级
三级
故障原因分析
在做检查的时候,叫号是张三,WORKLIST 选择的是张三,进来做检查的是李四,技师没有及时发现
故障排除方法
1. 在工作站软件,将错误的图像先拒绝 2. 在设备上修改患者影像号和存取号和 SUID,并重新上传图像使检查和图像匹配
故障排除时间
2 分钟内(最短) 10 分钟(标准)
关键字描述
PACS 检查图像匹配错误

故障现象
技师做完检查上传图像成功没有自动匹配
故障编码
APP-PAC-00025
故障影响等级
三级
故障原因分析
1. JSM 刷新问题 2. Enm 服务的问题
故障排除方法
1. 检查 JMS 服务是否停止,如果停止重启即可 2. Enum 服务是否停止,需要重启下 3. 确保技师选择了正确的 worklist,且包括正确的 Accession Number

故障排除时间
2 分钟内（最短）　10 分钟（标准）
关键字描述
PACS 图像匹配

故障现象
分诊后无法打印条码
故障编码
APP-PAC-00026
故障影响等级
三级
故障原因分析
1. 条码打印机有故障
2. 计算机的默认打印机没有设为条码打印机
3. 检查模板文件
故障排除方法
1. 检查条码打印机是否工作正常
2. 将计算机的默认打印机设为条码打印机
3. 重新修改打印模板
故障排除时间
2 分钟内（最短）　10 分钟（标准）
关键字描述
PACS 条码打印

故障现象
无法打印检查报告
故障编码
APP-PAC-00027
故障影响等级
三级
故障原因分析
1. 打印机存在故障
2. 程序中没有设置默认打印机

故障排除方法

　　1. 检查打印机是否工作正常

　　2. 进入程序后在系统设置—报告打印,将默认打印机设置为需要打印检查报告的打印机

故障排除时间

　　2 分钟内(最短)　10 分钟(标准)

关键字描述

　　PACS 报告打印

故障现象

　　医生无法进入程序、无法打开相关报告或图像

故障编码

　　APP-PAC-00028

故障影响等级

　　三级

故障原因分析

　　1. 工作站的网络故障

　　2. 医生权限不够

　　3. License 文件指向错误

故障排除方法

　　1. 检查工作站的网络是否正常

　　2. 通过权限设置给予该医生相应的权限,建议可以通过建立不同角色给予相关的权限

　　3. 确定正确的 license 文件存放在正确的指向位置

故障排除时间

　　2 分钟内(最短)　10 分钟(标准)

关键字描述

　　PACS 无法进入程序

故障现象

　　医生写报告时发现电子申请单内容和患者基本信息不匹配

故障编码	
	APP-PAC-00029
故障影响等级	
	三级
故障原因分析	
	此类基本都是发生在同名同姓的患者
故障排除方法	
	1. 在预约登记时,如果是同名同姓患者需要详细询问家属或患者,如果不能明确确认是同一个人,应该给患者分配个新的影像号
	2. 需要手工重新登记患者的正确资料,然后到检,在设备上修改患者信息,重新上传图像使检查和图像匹配
故障排除时间	
	2 分钟内(最短) 10 分钟(标准)
关键字描述	
	PACS 患者信息错误

故障现象	
	技师在工作站上不能进行退费操作
故障编码	
	APP-PAC-00030
故障影响等级	
	三级
故障原因分析	
	1. 工作站的网络故障
	2. 工作站 Corba 服务是否没有启动
	3. 技师找不到需要退费的检查
故障排除方法	
	1. 检查工作站的网络是否正常
	2. 重启 Corba 服务或者重新安装 Corba 服务
	3. 找不到退费的检查,是因为该检查已被技师取消,需要查询该患者的全部检查的状态,找到该条检查并退费

故障排除时间
2 分钟内(最短) 10 分钟(标准)
关键字描述
PACS 技师退费

故障现象
报告医生不能查看电子申请单
故障编码
APP-PAC-00031
故障影响等级
三级
故障原因分析
1. 工作站的网络故障
2. 工作站 Corba 服务是否没有启动
故障排除方法
1. 检查工作站的网络是否正常
2. 重启 Corba 服务或者重新安装 Corba 服务
故障排除时间
2 分钟内(最短) 10 分钟(标准)
关键字描述
PACS 查看电子申请单

第四节 系 统 应 急

放射科、超声科、病理科、内窥镜室发现 PACS 工作站出现故障应及时通知信息中心和门急诊办公室。

门诊办公室获知故障在 15 分钟内不能排除,应立即通知各科室人员采取应急预案。

放射科 PACS 工作站发生故障时,对患者进行手工编号,同时将门诊号或者住院号记录在申请单上,建议门诊患者出示门诊收费发票。在申请单上记录该患者检查的初步结果,如果遇到紧急患者则在设备上直接打印出片子及手写临时报告,待系统恢复正常后对患者进行分诊、记账以及书写医技报告，同时对之前的图像进行拆分。

超声科 PACS 工作站发生故障时，将门诊号或者住院号记录在申请单上，同时对患者进行手工编号，建议门诊患者出示门诊收费发票。在申请单上记录该患者检查的初步结果，如果遇到紧急患者则手写临时报告，待系统恢复正常后对患者进行分诊、记账以及书写医技报告。

病理科 PACS 工作站发生故障时，将门诊号或者住院号记录在申请单上，对标本进行手工编号，建议门诊患者出示门诊收费发票，并且通知出院处如该患者出院则手工记账。在申请单上记录该患者检查的初步结果，如果遇到紧急患者则手写临时报告，待系统恢复正常后对患者进行分诊、记账以及书写医技报告。

内窥镜室 PACS 工作站发生故障时，将门诊号或者住院号记录在申请单上，对患者进行手工编号，建议门诊患者出示门诊收费发票，并且通知出院处如该患者出院则手工记账。在申请单上记录该患者检查的初步结果，如果遇到紧急患者则手写临时报告，待系统恢复正常后对患者进行分诊、记账以及书写医技报告。同时建议在采集图像的计算机上安装一套单机版的系统便于系统出现故障时也能采集图像。

待 PACS 系统故障排除后，因立即通知各科室及门急诊办公室，停止应急预案按正常流程进行操作。

PACA 系统发生供电故障，各科室人员应立即报告后勤部门，由后勤部门负责解决。

由于 RIS 系统问题，不能进行患者的到检：先手工在设备上登记患者的信息，让患者先做检查，等系统恢复后在修改患者资料，上传图像，实现自动匹配。

由于 PACS 原因，图像和检查没有匹配，但是需要立即出报告：先打印出胶片，在 RIS 中写报告，系统恢复后手工匹配检查和图像。

由于 RIS 原因，内镜，超声系统看不到 RIS 中预约的信息：手工登记患者的基本资料，让患者先做检查。

由于 RIS 系统问题，不能退费：让 HIS 管理员在收费系统中先退费。

RIS 系统问题，不能进行患者的预约：让患者排队，领取有顺序的标签，等系统恢复后按照顺序来预约患者检查。

|第三章|
实验室信息管理系统(LIS)

第一节 概 述

实验室信息管理系统(Laboratory Information Management System,LIS),是专为医院检验科、实验室设计的信息管理系统,能将检验仪器与计算机组成网路,使样品采样、核收、审核、报告打印、报告查询等操作实现了智能化、自动化和规范化管理,有助于提高检验部门的整理管理水平,减少漏洞,提高检验质量。

第二节 系 统 功 能

一、检验与审核操作相关功能

1. 检验、审核
   (1)自动显示当日全部标本及过去未审核标本的一览,还可指定患者姓名,送检科室等快速查找标本。
   (2)自动显示标本的患者信息、申请信息、检验结果、仪器提示等。
   (3)用户可查看标本的医嘱申请项目,收费项目,同一患者的其他专业组的检验结果。
   (4)自动显示检验项目的前次结果(1个月内同一患者的前次结果)。
   (5)选择1个或多个标本或指定标本号范围进行审核。
   (6)选择1个或多个标本或指定标本号范围进行检验报告单的打印。

（7）根据正常范围检查结果，用颜色标注项目结果。

（8）根据前回值检查结果，用颜色标注项目结果。

（9）用户可删除一个标本或一个项目，也可修改标本的各种信息与检验结果。

（10）用户可修改标本号，检验日期，将检验结果转换为质控结果，将同一患者的标本进行合并，进行稀释血倍数修正，项目结果的修正等操作。

（11）对标本添加检验结果，可成组添加。用户还可自由定义经常需要添加的项目组，鼠标点击即全部加入。

2. 连续审核

包含检验、审核的全部功能，但系统自动显示同一患者的连续 5 次的历史结果，对于那些审核时需要确认过去历史结果的实验室非常方便。

3. 智能审核

（1）系统根据预先设置的规则，自动对标本进行预审核。经过预审核后，标本将自动分类成：直接通过审核的标本，需要重新检验的标本，需要进一步检验的标本，需要追加检验的标本。用户可根据分类后的标本，打印工作清单，分别进行以下操作：打印检验报告，重新上机检验，进行镜检或其他手工检验，提示临床部门追加检验项目的工作。

（2）用户可在系统上设定多种审核与提示规则，不同的专业组使用不同的规则。这些规则对应的检验项目可以跨专业，例如：对分别有生化及免疫检验的检验结果，可使用一个审核规则进行不同性质结果的互相参比。

审核与提示规则中对于检验项目可分别设定患者的年龄，性别及临床诊断信息。例如：可对肿瘤患者设置单独的审核规则。通过这些规则的设置，实验室不仅可结合多年的检验审核经验，还可以充分吸收来自临床部门的意见，逐步实现检验医学的概念，全面提升检验部门的学术地位。

（3）除采用规则的审核外,系统还自动检查标本的处理状态,自动筛选出那些标本信息不完全,含有空的检验结果,检验项目与申请项目不一致的标本,以避免误操作,保证质量。

4. 参考值检查

（1）用户可按照患者的性别,年龄,临床诊断信息,对一个检验项目设置多个参考值与警告值;并可对项目设定前次值比较,设置前次值比较系数后,系统将自动对那些与前次值差异超过比较系数的项目予以提示。

（2）系统自动对检验项目进行参考值检查并予以不同的颜色提示。

（3）用户对于需要定标的项目可设定每日的定标值,系统将用定标值进行参考值检查。

5. 历史结果显示

（1）用户可鼠标右击选中某个检验项目查看同一患者该项目的历史结果。

（2）用户还可选择一组项目查看同一患者的历史结果。

（3）系统缺省显示 3 个月内的历史结果,用户可自由指定时间段查看对应的历史结果。

（4）系统自动显示每个项目的历史结果趋势图,用户还可打印患者的历史结果报告提交给临床医生。

6. 标本采样

（1）结合已实现电子化申请的 HIS,系统可支持全程检验无纸化,用户也不再需要纸张的检验申请单。

（2）系统从 HIS 中获取申请项目及患者信息,用户可根据申请项目进行标本采样。

（3）标本采样后,用户可打印患者用的取单凭证。取单凭证中包含患者所检验的项目及所需的检验时间。患者凭此凭证,无须前往检验科,可直接去报告查询台领取检验报告。报告查询台有助于提高医院服务质量,提升医院形象与竞争力,作为体现医院医疗服务差异性的一个重要手段,已经逐渐普及。

（4）系统可充分配合独立的集中采样部门的工作流程。在国外医院大多有专门的集中采样部门；在国内,为了避免那种大量患者等待在一个小小的采样窗口的现象,宽敞整洁的集中采样部门的设立也已经成为一个趋势。

（5）采样中,用户可采用系统生成条形码,直接贴在试管上及检验申请单上。

7. 标本核收

（1）标本送到检验科后,各检验专业组可根据系统记录的标本申请信息进行标本核收,系统可辅助标本编号工作,自动生成检验标本号。

（2）一个患者的各种检验申请项目将按照各专业组的担当范围自动进行分类,每个专业组可自动获得本专业组需要进行的检验项目。

（3）一批标本核收完毕后,用户可打印包含标本号及检验项目的检验工作单。用户根据此工作单可直接对仪器进行设定,避免了以前根据医生的检验申请单一张张翻单子那种比较杂乱的情况。检验工作单上的检验项目可根据各专业组所使用的仪器的特性进行专门的转换。

（4）对于实现条形码与双向通信的仪器,检验技师只需在系统上对标本进行编号后,无需再对仪器进行项目设定,即可上机检验。

二、条形码与 HIS 接口的相关功能

1. 条形码

（1）系统可生成条形码,系统支持检验全流程(从标本采样到报告打印)的条形码使用。

（2）配合用户不同的需求，系统支持多种条形码应用流程。

2. HIS 接口

（1）通过系统，用户可实现与 HIS 的无缝连接。

（2）系统可从 HIS 获取患者信息，检验申请信息；审核完毕后，系统将检验结果及收费确认信息返回 HIS（当然，这些功能依存于用户所使用的 HIS 及所选择的 LIS 系统功能配置）。

3. 对于医生工作站及护士工作站的支持

（1）系统支持用户通过院内的 Intranet 直接查看检验结果。医生工作站及护士工作站无须安装任何软件，只需 Internet Explorer，即可查看检验结果，并打印检验报告。此功能可弥补 HIS 中对于医生工作站或护士工作站方面功能的不足。

4. 专用的报告查询台与患者自助式报告查询

（1）系统支持检验科外的报告查询台。通过报告查询台。护士可直接查询打印检验报告，交付患者。

（2）患者自助式报告查询是一种流行的方式。患者通过检验取单凭证上的条形码，或磁卡，可直接查询并打印自己的报告。与护士负责的报告查询台相比，不仅节约人力成本，也符合国际潮流。

三、通信与打印的相关功能

1. 通信

（1）系统自动从检验仪器获取检验结果，经过解析后自动入库。

（2）采用双向通信技术，系统可自动向检验仪器发送检验指令，指示所需检验的项目，不再需要检验技师在仪器的操作台上一一设置，大大加快检验进程。

（3）系统保存全部通信记录。若出现通信错误，操作人员可通过通信记录查看界面。

2. 打印

（1）用户可通过各种操作界面进行检验报告的打印。

（2）系统提供多种检验报告格式,用户可为不同的检验仪器指定不同的报告格式并可在网络上的任何一台打印机上打印。

（3）系统将自动显示打印过及未打印检验报告的标本,一目了然。

（4）除检验报告外,用户还可打印质控报告,收费统计报表,工作量报表等多种报告报表。

四、质控管理的相关操作

1. 质控管理

（1）系统从检验仪器直接获取质控结果,无须手工抄录。

（2）用户可直接查看当日或某日的各仪器的质控结果。

（3）通过预先设置的质控规则,系统自动提示用户质控结果在控、失控,以及由于何种质控规则失控。

（4）系统自动计算 SD,CV 值,并描画每个质控项目的 SD 图。

（5）用户还可查看指定时间段内的质控历史记录,并打印质控报告,从此摆脱需要手工描画每个点的工作。

2. 质控物维护

（1）用户可为一台仪器指定多个种类(高,中,低)的质控物及靶值等质控参数。

（2）新批号的质控物的质控参数可从旧批号的质控物继承,用户在此基础上进行修改即可,可节省质控参数设置的工作量。

3. 质控规则设置

（1）系统提供全套的 Westgard 规则。

（2）用户可结合实际情况,选择系统提供的规则,或任意生成新的规则,组合使用。

（3）用户可为每个专业组,每台仪器设置不同的质控规则。

五、查询与统计

1. 标本查询
   (1)用户可通过患者信息(姓名、年龄段、送检部门、临床诊断信息等),也可通过项目结果(例如:某个项目的结果大于某个数值,或落在某个数值范围内),查询标本。
   (2)对于项目结果的查询,系统提供强大的查询条件设置功能,例如:用户可选择多个项目,并组成逻辑(或者,并且)关系进行查询。
   (3)用户可打印查询出的标本的检验报告单。

2. 指定项目查询
   (1)用户可设置查询条件,直接查询指定的项目。
   (2)系统显示全部符合查询条件的项目,并自动计算出该项目的平均值,标准差。
   (3)用户不仅可打印出项目列表,也可将项目结果导出为数据文件,并用于专业的医学统计软件,方便了学术研究所需的数据收集。

3. 患者信息查询
   面对书写不清的检验申请单,用户可通过此功能直接从HIS查询患者姓名,患者号。

4. 项目阴阳性统计
   (1)对于任一种类的检验项目,用户均可通过此功能统计阳性及阴性项目的数量及比例。对于数值结果的检验项目,系统将自动根据是否超出正常范围作为阴阳性判定的依据。
   (2)用户可打印项目阴阳性统计报告。

5. 工作量统计
   (1)用户可对各种单位的工作量进行统计,无论是各专业组,专业组下属的小组还是个人。系统自动显示在某时间段内的收费项目个数及金额。

（2）用户可打印工作量统计报表。

6. 收费分类统计

（1）用户可通过此功能，了解按照各种分类进行统计的收费状况。分类包括：收费种类（公费、军费、私费等），送检医生（开检验申请的医生），患者类别（门诊、住院、急诊等），申请科室及病区（开检验申请的临床科室），申请类型（普通，紧急等）。

（2）用户既可打印收费分类统计报表，也可将统计保存为Excel 文件。

7. 项目收费统计

用户可通过此功能，可直观了解各检验项目的收费情况及开展情况。

六、批处理，酶标仪的相关功能

1. 连续标本信息输入

对于那些 HIS 中缺少门诊患者信息的医院，系统提供标本信息的连续输入功能。为了方便用户的操作，系统可以自动记忆送检科室（面对来自同一科室或病区的标本），性别（例如：妇产科标本），临床诊断信息（例如：传染病）等标本信息。

2. 批量输入结果

用户可指定一批标本，批量添加检验项目，直接输入检验结果。此功能可用于无法实现数据通信的检验仪器或手工检验项目。

3. 连续输入结果

通过项目添加功能，用户可对一批标本连续添加成组的检验项目与结果。系统将自动记忆前次所添加的检验项目及组合。此功能适合一批标本的多个手工检验项目的输入，例如：镜检后的结果输入。

4. 批量修改结果

（1）用户可对一批标本通过公式计算或手工的方法，修改项目结果。

（2）用户还可对一批标本修改标本号。

（3）除此之外，用户还可修改检验日期，或删除单个检验项目。

5. 酶标仪操作

由于酶标仪的操作与一般检验仪器不同，系统专门提供了酶标仪的操作界面。通过此界面，用户可方便地设置板面、标本号、位置、吸光度等参数。系统从酶标仪获得数值后，自动转换为定性结果并入库。

七、微生物的相关功能

1. 微生物检验、审核

（1）用户可快速输入细菌及药敏结果。每组细菌可指定一组药敏结果，用户只需输入细菌，系统即配套添加药敏结果。

（2）系统支持药敏结果的定量与定性结果显示。用户只需事先设置检测方法及对应的判定范围，系统可将用户输入的定量结果自动进行 RSI 判定。

（3）用户可通过系统记录一个微生物测试标本的完整的检验流程。

2. 标本阴阳性结果统计

（1）用户可按照结果类型（普通培养、血培养、涂片、分枝杆菌培养等），标本类型（痰、血液、尿液等），查询指定时间段内微生物送检标本的阴阳性数量。

（2）用户还可查询各科室送检标本中的阴阳性数量。

（3）用户可打印对应的统计报表。

3. 药敏结果统计

（1）用户可统计抗生素的各种药敏结果的数量及比例。与标本阴阳性结果统计相同，可按照结果类型，标本类型进行统计。

（2）用户还分别指定抗生素或细菌进行药敏结果统计。

4. 细菌结果统计

（1）用户可统计指定时间段内各种细菌的检出情况。

（2）用户可按照送检科室进行细菌结果统计。

第三节　系 统 特 点

一、率先导入与国际同步的"智能检验"概念

随着新的检验技术不断产生,检验仪器的性能及精确度获得革命性的飞跃,能够准确检测的检验项目种类也大大丰富。同时,随着医疗水平的大幅提升,与过去相比,检验人员必须面对检验项目种类及数量的急剧增加。如何在工作量剧增的情况下,使用相同或更少的人员配置,保证并提高检验品质,成为全世界检验界都面临的一大课题。

在此背景下,采用具备更多智能辅助功能的 LIS 系统来解决这个课题成为国际上流行的做法。即 LIS 不仅是自动接收检验数据,打印检验报告,系统保存检验信息的工具,而且需要根据实验室的需要实现智能辅助功能,例如:根据检验结果进行自动分析并自动提示检验技师下一步操作,全面监控检验流程中的各个步骤并系统记录所出现问题等,从而使 LIS 系统能够真正成为检验技师的"脑"和"眼"。

二、工作提供了强大而全面的信息提示

LIS 利用计算机所特有的高速精确的特点,针对日常检验业务过程中那些需要人工确认、容易影响品质的环节,提供了强大的检验信息提示功能。LIS 所具有的自动提示警告系统,包括对检验结果的自动比对、对仪器状态的警报提示、标本状态的提示、患者资料异常的提示等,能通过各种色彩进行各种提示,让检验技师一目了然,从而能立刻掌握那些需要关注的标本。

三、自动化与人性化

自动化程度的提高有助于检验部门提高效率,提高品质。同时,LIS 也充分考虑到中国的国情及实验室的实际情况,加入了许多人性化的要素。通过能适应各种流程的条形码技术及应用于大型检验

设备的双向通信技术,同时结合与医院信息系统(HIS)的无缝连接,LIS可帮助实验室实现高度的自动化,不仅可大大提高工作效率,降低工作强度,还可减少标本检验流程中的差错,保证检验品质。

第四节 常 见 故 障

故障现象
　检验系统启动数据库连接失败,弹出数据库连接设置窗口

故障编码
　APP-LIS-00001

故障影响等级
　一级

故障原因分析
　网络中断,引起检验系统出错退出,用户再次运行后,数据库连接失败,弹出数据库连接设置窗口,此时用户名和密码都为空,用户直接点确定,程序不做连接测试判断,直接改写配置文件,造成网络正常后,检验系统仍旧无法连接数据库

故障排除方法
　删除当前错误的数据库连接配置文件,通过自动更新机制自动从更新服务器下载配置文件,或者手工从更新服务器复制配置文件

故障排除时间
　10分钟

关键字描述
　LIS　数据库连接失败

故障现象
　检验仪器数据不能入库

故障编码
　APP-LIS-00002

故障影响等级
　一级

故障原因分析
入库程序未能启动或解码程序设置有误
故障排除方法
重启入库程序,设置解码程序
故障排除时间
10 分钟
关键字描述
LIS 入库

故障现象
针式打印机打印检验报告,报超出页眉、页脚
故障编码
APP-LIS-00003
故障影响等级
二级
故障原因分析
报表文件为激光打印机模式的报表
故障排除方法
复制相应模式的报表文件
故障排除时间
10 分钟
关键字描述
LIS 报告

故障现象
针式打印机打印检验报告,走纸不正确
故障编码
APP-LIS-00004
故障影响等级
三级
故障原因分析
打印机纸张格式设置不正确

故障排除方法	
打印机服务器属性添加相应的纸张格式	
故障排除时间	
10 分钟	
关键字描述	
LIS 走纸	

故障现象
打印检验报告不能从正确的打印机出纸
故障编码
APP-LIS-00005
故障影响等级
三级
故障原因分析
更换打印机后,原打印机未删除,打印报告时仍输出到原打印机
故障排除方法
删除原打印机,设置新打印机为默认打印机,或者在检验系统的打印设置中对各种报表设置为新打印机
故障排除时间
10 分钟
关键字描述
LIS 报告打印

故障现象
门诊检验条码打印程序,读医保卡失败
故障编码
APP-LIS-00006
故障影响等级
二级
故障原因分析
医保卡文件缺失;串口未设置正确;串口被通讯端口占用

故障排除方法
复制医保卡文件,设置正确的串口号,更改通讯端口号

故障排除时间
10 分钟

关键字描述
LIS 串口

故障现象
住院检验条码程序,同一医嘱打印两张不同的条码出来

故障编码
APP-LIS-00007

故障影响等级
三级

故障原因分析
程序在判断医嘱是否已打印上存在偶发性问题

故障排除方法
更改检验接口,更新住院条码打印程序

故障排除时间
2 天

关键字描述
LIS 条码

故障现象
门诊服务台打印检验报告,部分患者报告查询不到

故障编码
APP-LIS-00008

故障影响等级
三级

故障原因分析
患者不属于门诊服务台打印程序设定的各种患者类别, 可能检验科室输入有误,或者,配置文件设置有误

故障排除方法
更改患者类别或在配置文件中增加相应的患者类别

故障排除时间
30 分钟
关键字描述
LIS 报告查询

第五节 系 统 应 急

一旦发生 LIS 瘫痪情况，退出重启无效后，立即通知信息科及检验科室领导，安排好各岗位人员，并张贴醒目标识向等候报告患者告知，请求行政部门支持，维持秩序。

需要信息科开启备用服务器，所有检验项目在备用服务器下将结果传至备用数据库，并配合信息科，确认当天的数据全部入库，以备日后数据的查询和对照；部分检验仪器（门诊）要求连上打印机，直接可以从仪器上打印检验结果，需要设置报告格式，需要信息科支持。

建立检验各检验项目模板，可以是 excel 表格，或信息科制作单机检验工作台，在备用服务器无法工作情况下，方便输入。模板可以是血常规、尿常规、粪常规、电解质、ALT+HBsAg 等。

若备用服务器无法工作，针对不同情况就诊患者，作以下处理：

1. 急诊患者：

    （1）刚来就诊急诊患者，凭医生手工开出的已付费化验单前来抽血化验，抽血中心贴好联号单，告知检验时间将延长；检验人员将结果输入模板打印，并做好纸质记录，以便日后报告查询。并安排特定人员在指定窗口分发报告。

    （2）已付费未化验急诊患者，凭付费发票去医生处换取化验单后来抽血化验，抽血中心贴好联号单，告知检验时间将延长；检验人员将结果输入模板、打印，并做好纸质记录，以便日后报告查询。并安排特定人员在指定窗口分发报告。已付费预备取消的检验项目，凭发票可隔日退费。

    （3）已化验急诊患者，检验人员将结果输入模版打印，并做好纸质记录，以便日后报告查询。并安排特定人员在指定窗口分发报告。

2. 门诊患者:

(1)刚来就诊门诊患者,凭医生手工开出的已付费化验单前来抽血化验,抽血中心贴好联号单,告知检验时间将延长;隔天报告到期会在门诊服务台,按名字查询。当天报告,主要是门诊检验,检验人员将结果输入模板打印,并做好纸质记录,以便日后报告查询。并安排特定人员在指定窗口分发报告。

(2)已付费未化验门诊患者,凭付费发票去医生处换取化验单后来抽血化验,抽血中心贴好联号单,告知检验时间将延长;检验人员将结果输入模板打印,并做好纸质记录,以便日后报告查询。并安排特定人员在指定窗口分发报告。已付费预备取消的检验项目,凭发票可隔日退费。

(3)已化验门诊患者,告知检验时间将延长,检验人员将结果输入模板打印,并做好纸质记录,以便日后报告查询。并安排特定人员在指定窗口分发报告。

3. 门诊报告查询

(1)对已入库的数据检验科在 LIS 瘫痪的情况下,需要信息科的支持。采取的方式有待各医院自行选择,例如:登记患者名字家庭地址,将患者报告以挂号信形式寄出,或患者择日来取报告。

(2)检验科在合理安排工作人员情况下,需要各部门协作:需要医生把患者名字写清楚,需要行政部门支援维持秩序,向患者解释。

第四章

麻醉信息系统(AIM)

第一节 概 述

麻醉临床信息系统作为围手术期麻醉医生的临床工作站信息系统,覆盖手术安排、麻醉术前访视、麻醉计划、麻醉诱导、麻醉记录、麻醉复苏、麻醉镇痛、麻醉总结、术后随访等麻醉医生的整个临床工作流程。

第二节 主 要 功 能

1. 监护设备采集

必须支持市面各主流品牌型号监护仪的数据自动采集与整合利用,包括:

(1)Philips 的全系列,如 V24、V24 系列、MP 系列、VM 系列等。

(2)Ge 的 Datex/Ohmeda 全系列,如 CCP5、S/5、ADU 等。

(3)Ge 的 Marquette 全系列,如 dash、eagle、solar 等。

(4)Mindray 的全系列,如 PM6000 到 PM9000、T5 到 T8 等。

(5)Dragear 的 Infinity 全系列,如 Gamma、Delta、Kappa、Kappa XLT、Zeus 等。

(6)Spacelabs 的全系列,如 UV1050、1500、1700、2400 等。

在设备具备输出能力的情况下,应支持各类围术期监护治疗设备的数据自动采集与显示浏览,如麻醉机、呼吸机、输注泵、镇痛泵、体外循环机、电子尿量计。

必须能够采集主要的生命体征参数,其中包含 HR、RESP、Pulse、SPO_2、T、NIBP、IBP、$ETCO_2$、CVP,重大手术或某些专科类特殊手术,还要求支持多组血压、多组体温、RE、SE、BIS、PEEP、PAWP、Ppeak、Pmin、Pasb、I∶E、肺顺应性、呼吸模式、泵压、血温、输注速度等。

对于易过性伪差数据支持数据修正及修正痕迹记录，可以查询异常体征和预警。

2. 信息系统接口

实现和医院现有的 HIS、LIS、PACS、EMR 信息系统的接口。

3. 床位管理

根据床位状态变化，实时修改床位的基本信息。浏览该病区所有患者信息。

4. 护理记录

快速维护患者的观察项、病情治疗及护理措施。操作针对某个患者在某个时间点相应护理信息的录入。

5. 观察项处理

对观察类项目进行记录维护。

6. 出入液量记录

可对某个患者在某个时间点相应出入液量信息的录入。

"以患者为中心"的临床操作理念，可根据患者具体护理情况，定制该患者的个性监测项目。

7. 医嘱执行

从 HIS 提取医嘱、医嘱处理、观察项维护、出入液维护、手工录入医嘱、医嘱交接。形成电子医嘱执行单，客观记录治疗过程，全程跟踪医嘱的执行情况。

8. 重症护理文书打印

自动生成生命体征、特别护理单等电子医疗文书，并可进行打印。

9. 患者信息查询

定位所需查询的出院患者的自然信息（可以按姓名、住院号、患者 ID、年龄、住院出院时间等进行条件自由组合定位）

10. 异常体征查询

查询相应患者在某个时间段内的异常体征数值（以天为时间单位）。

11. 重症病历检索

根据年龄、病种、病情对重症病历进行检索。

12. 用户权限管理

提供完整的权限设置,如按管理员、医生、护士为权限单位对用户权限进行控制。

13. 系统维护

提供一些简单快捷字典维护的功能,方便医护人员完成系统的维护。

14. 危重评分

支持格拉斯哥、ApacheII 等基本危重评分,评分所需数据可以自动提取。

15. 临床数据分析

对重症患者病情判断、救治效果判断所需的各类临床数据提供专业手段供医生阅览,比如病情趋势分析等。

16. 手持终端设备的移动应用支持(PDA、智能手机等)

支持用户使用手持终端设备来记录患者的观察项、出入量、护理措施项目。

第三节　常见故障

故障现象
系统启动的时候提示找不到 PB9 的动态链接库文件
故障编码
APP-AIM-00001
故障影响等级
三级
故障原因分析
由于麻醉系统 3.0 和 4.0 版本是用 PB 编写的,运行时需要有 PB9 的动态链接库的支持,如果操作系统安装了 PB9 就不会出现这种报错

故障排除方法
把 PB9 的 连 接 文 件 拷 贝 到 WINDOWS 系 统 的 C：\WINDOWS\system32 路径下就可以了

故障排除时间
20 分钟

关键字描述
麻醉系统　动态链接库

故障现象
系统启动的时候提示"非法用户"

故障编码
APP-AIM-00002

故障影响等级
三级

故障原因分析
1. 本地数据库的字符集和我们要访问的数据库的字符集不匹配,需要统一 　　2. 麻醉系统的配置文件 anesmgr.ini 的科室代码没有配置正确 　　3. 系统的密码文件没有配置好

故障排除方法
1. 统一本地数据库的字符集和要访问的数据库的字符集 　　2. 正确配置麻醉系统的配置文件 anesmgr.ini 的科室代码 　　3. 配置好系统的密码文件

故障排除时间
20 分钟系统启动

关键字描述
麻醉系统　非法用户

故障现象
系统启动的时候提示"监听程序无法启动专用服务器进程"错误

故障编码
APP-AIM-00003

故障影响等级
三级

故障原因分析
需要检查数据库服务器对应的数据库是否启动

故障排除方法
启动数据库的服务即可

故障排除时间
10 分钟

关键字描述
麻醉系统　数据库启动

故障现象
急诊患者没有手术申请,无法在系统里录入

故障编码
APP-AIM-00004

故障影响等级
三级

故障原因分析
急诊患者没有手术申请,缺少患者信息

故障排除方法
登录系统后在术前点击 "新手术",在患者住院号中填入 "住院号或者门诊号" 回车提取患者信息,完善信息后,保存,转入手术即可

故障排除时间
10 分钟

关键字描述
麻醉系统　急诊患者

故障现象

服务器连接中断

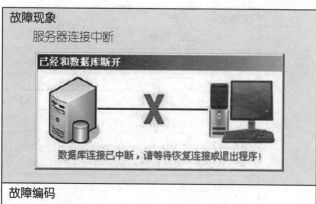

故障编码

APP-AIM-00005

故障影响等级

一级

故障原因分析

电脑与吊塔网口的连接中断

故障排除方法

检查电脑与吊塔网口的连接是否良好。重新接好网络后程序将自动恢复运作。如果多个手术间同时出现此故障，请立即联系信息科相关负责人进行处理

故障排除时间

30 分钟

关键字描述

麻醉系统　连接中断

故障现象

1. 登录时,报错如下图

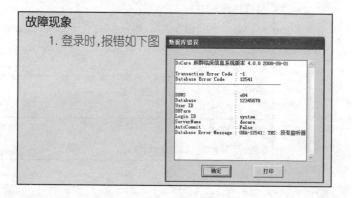

故障编码
APP-AIM-00006

故障影响等级
一级

故障原因分析
网络中断

故障排除方法
查看网络连接是否正常,可在开始 -> 运行,输入 cmd 回车 -> 输入 ping 192.168.20.4(服务器地址),如下则正常

```
C:\WINDOWS\system32\cmd.exe

Microsoft Windows XP [版本 5.1.2600]
(C) 版权所有 1985-2001 Microsoft Corp.

C:\Documents and Settings\a>ping 192.168.20.4

Pinging 192.168.20.4 with 32 bytes of data:

Reply from 192.168.20.4: bytes=32 time<1ms TTL=254
Reply from 192.168.20.4: bytes=32 time<1ms TTL=254
Reply from 192.168.20.4: bytes=32 time<1ms TTL=254
Reply from 192.168.20.4: bytes=32 time<1ms TTL=254

Ping statistics for 192.168.20.4:
    Packets: Sent = 4, Received = 4, Lost = 0 (0% loss),
Approximate round trip times in milli-seconds:
    Minimum = 0ms, Maximum = 0ms, Average = 0ms
```

故障排除时间
20 分钟

关键字描述
麻醉系统　网络中断

故障现象
查询数据采集是否正常

故障编码
APP-AIM-00007

故障影响等级
三级

故障原因分析
观察系统栏有没有"眼睛"并不能确定当前正在采集

故障排除方法
要验证当前有没有采到数据,打开采集程序窗口,下方的状态栏会显示最近采集到的一组数据和时间,观察数据是否存在。如果存在,将时间与当前相比较,即可判断当前是否正在采集
故障排除时间
5 分钟
关键字描述
麻醉系统　　数据采集

故障现象
采集程序可以正常打开,而后台数据库没有采集到数据
故障编码
APP-AIM-00008
故障影响等级
一级
故障原因分析
1. 查看数据连接线是否连接正常 　　2. 查看监护仪是否可以输出数据 　　3. 查看 med_monitor_dict 表的 datalog_status 字段是否填写了"允许"
故障排除方法
1. 正常连接数据连接线 　　2. 有些监护仪维修后需要升级或重新配置参数 　　3. med_monitor_dict 表的 datalog_status 字段写为"允许" 　　4. 重新启动采集程序查看是否可以采集
故障排除时间
20 分钟
关键字描述
麻醉系统　　采集数据异常

故障现象
术中需要查看多个手术间的设置

故障编码
APP-AIM-00009

故障影响等级
三级

故障原因分析
配置 anesmgr.ini 文件

故障排除方法
通过配置 anesmgr.ini 文件可以实现。在配置文件 anesmgr.ini 中 [OPERATION] 目录下有 "BED_NO" 字段。如果只想在术中看见自己所在手术室, "BED_NO=" 后填写该手术室房间号即可;如果想查看多个手术室,在此处填写手术室房间号,中间用 "," 分割;如果需要查看所有手术室,则此处为空即可

故障排除时间
10 分钟

关键字描述
麻醉系统　查看设置

故障现象
术中的 "仪器设置" 中的仪器列表看不到监护仪型号

故障编码
APP-AIM-00010

故障影响等级
三级

故障原因分析
ward_type 字段的内容异常

故障排除方法
查看数据库表 med_monitor_dict 里 ward_type 字段的内容,其中 0= 手术室,1= 术后恢复室,2=ICU,3=CCU。需要把此字段改为 0 即可

故障排除时间

5 分钟

关键字描述

麻醉系统　仪器列表

故障现象

麻醉医生在术中不能对事件进行操作,并且"仪器设置"的选项为灰色的,不能点击

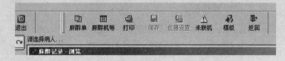

故障编码

APP-AIM-00011

故障影响等级

三级

故障原因分析

不是该台手术的麻醉医生不能修改该台手术的术中信息,是系统的安全策略的一部分

故障排除方法

查看该台手术手术信息中的麻醉医生是否有登录医生的名字,检查是否填写正确

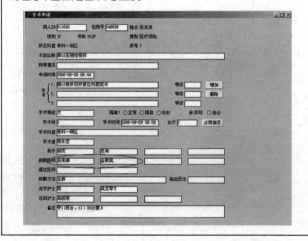

故障排除时间
5 分钟

关键字描述
麻醉系统　术中设置

故障现象

监护仪采集的数据都为零

时间	18:02	18:02	18:03	18:03	18:04	18:04	18:05
心率	0	0	0	0	0	0	0
收缩压	0	0	0	0	0	0	0
舒张压	0	0	0	0	0	0	0
体温	0	0	0	0	0	0	0
SpO_2	0	0	0	0	0	0	0
体温	0	0	0	0	0	0	0
呼吸	0	0	0	0	0	0	0
动脉收缩	0	0	0	0	0	0	0
动脉舒张	0	0	0	0	0	0	0

故障编码

APP-AIM-00012

故障影响等级

三级

故障原因分析

最可能的原因是监护仪和电脑的数据线松了,导致接触不良,数据不能传送

故障排除方法

插紧数据线的接口即可

注意:针对串口数据线,请先关闭监护仪和电脑,然后再插拔监护仪和电脑的数据线,不然可能会损坏监护仪的数据输出接口以及电路板

故障排除时间

5 分钟

关键字描述

麻醉系统　无数据

故障现象
系统的单选项选中后的清除
故障编码
APP-AIM-00013
故障影响等级
四级
故障原因分析
单选项误点
故障排除方法
单选项误点后,可以选择此单选项,按 F8,即可清除选择。如下图
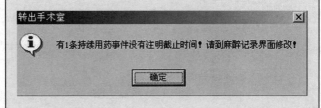
故障排除时间
5 分钟
关键字描述
麻醉系统　单选项误点

故障现象
系统提示持续用药事件没有注明截止时间,无法将患者转出
故障编码
APP-AIM-00014
故障影响等级
三级
故障原因分析
持续用药未填写截止时间

故障排除方法

　　查看麻醉单中哪条持续用药的截止时间为 "00：00"，找到并填写截止时间，就可以正常转出

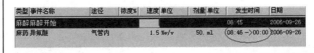

类型	事件名称	途径	浓度%	速度	单位	剂量	单位	发生时间	日期
麻醉	麻醉开始							08：45	2006-09-26
麻药	异氟醚	气管内		1.5	%v/v	50.	ml	(08：46 →)00：00	2006-09-26

故障排除时间

　　10 分钟

关键字描述

　　麻醉系统　截止时间

故障现象

　　患者在转出手术室时提示 "出室时间不能小于手术结束时间"

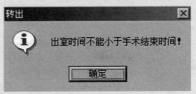

转出

ⓘ　出室时间不能小于手术结束时间！

确定

故障编码

　　APP-AIM-00015

故障影响等级

　　三级

故障原因分析

　　系统在患者转出手术室时，会做一个校验判断，入室时间必须早于手术开始时间，出室时间晚于手术结束时间

故障排除方法

　　不符合这个规则的系统都会给予提示，请修改相应时间后再转出即可

故障排除时间

　　10 分钟

关键字描述

　　麻醉系统　出室时间

故障现象

　电脑工作站更换手术室的解决办法

故障编码

　APP-AIM-00016

故障影响等级

　三级

故障原因分析

　工作站需要更换成其他手术房间

故障排除方法

　电脑更换手术间后需要修改三处地方

　第1、首先更换房间后连接线可以连接并输出数据

　第2、修改麻醉程序默认的床位号。启动麻醉程序,在登录界面下点击"设置"按钮,在弹出的"参数设置"窗口下选中"常规"选项卡,然后把"管理的床位"一栏更换为新的房间号,点击"确定"

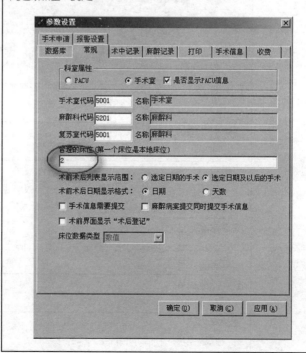

第3、在术中选择监护仪的时候,选择新的手术室的监护仪

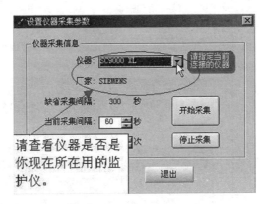

请查看仪器是否是你现在所在用的监护仪。

故障排除时间

10 分钟

关键字描述

麻醉系统　更换手术室

故障现象

术中误操作关闭了采集程序

故障编码

APP-AIM-00017

故障影响等级

三级

故障原因分析

采集程序关闭后就不能采集监护仪的数据。一般来说在关闭采集程序的时候,系统会弹出窗口提示"程序关闭后,数据采集即停止,是否确认关闭程序?"选择"是",采集程序将被关闭,数据采集工作停止。选择"否",返回采集程序界面,继续数据采集工作

故障排除方法

如果不小心在术中把采集程序关闭,可以通过以下办法解决:

"术中"区点击"仪器设置"按钮,在弹出的"仪器设置采集参数"窗口中确认所有的参数信息后点击"开始采集"按钮,系统会自动调用采集程序并要求用户校对监护仪型号和患者 ID 之间的——对应关系是否正确;若正确,则点击"开始采集",采集程序将按照仪器设置参数里面的信息开始采集体征数据

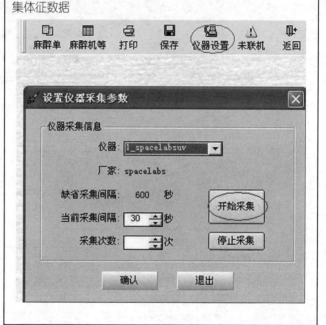

故障排除时间
10 分钟
关键字描述
麻醉系统　误关采集程序

故障现象
手术取消
故障编码
APP-AIM-00018
故障影响等级
三级

故障原因分析

手术中因故取消手术

故障排除方法

当患者在术中的时候需要取消手术,则选中该患者,点击"取消转入"把患者转入到"术前"状态。在术前界面找到这个患者,点击"取消手术",在弹出的"取消手术原因"窗口中输入取消手术的原因点击"确认"按钮,系统即可取消手术

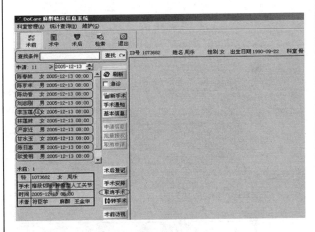

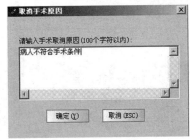

故障排除时间

10分钟

关键字描述

麻醉系统 手术取消

故障现象
麻醉事件无法保存
故障编码
APP–AIM–00019
故障影响等级
三级
故障原因分析
在麻药剂量中有"。"、"、"等不是数字的符号存在,麻醉系统判断这是一个错误的剂量,无法通过数据的有效性验证,所以不予保存
故障排除方法
在系统中找到非法字符并更正
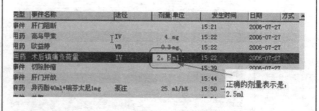
故障排除时间
15 分钟
关键字描述
麻醉系统　无法保存

故障现象
麻醉单上不能显示重要事件图例
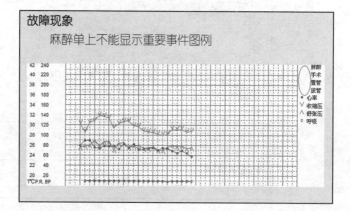

故障编码
APP-AIM-00020
故障影响等级
三级
故障原因分析
由于麻醉单上这些事件的图例是采用造字程序生成的，当计算机重装系统或有其他变化的时候，造成这些生成的图标丢失，在麻醉单上不能显示
故障排除方法
找到存放造字程序的文件夹，双击"造字 .bat"运行后退出即可
故障排除时间
15 分钟
关键字描述
麻醉系统　　不显示图例

故障现象
程序出现报错，无法关闭
故障编码
APP-AIM-00021
故障影响等级
三级
故障原因分析
程序出错
故障排除方法
如果出现程序报错，无法关闭现象，可以关闭程序，重新打开即可，或按键盘上 CTRL+ALT+DELETE 选择对应的程序，点击结束进程即可，如果不行，可以直接重启电脑，即可解决问题。或者采用如下方法直接关闭进程：

1. 在任务栏上点右键,选择属性,将出现任务管理器。在进程页面中找到 "anesmgr.exe"（如图所示）,选中后点击右下角结束进程按钮

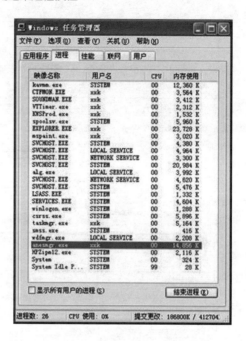

2. 当弹出任务管理警告窗口时点击是,关闭该程序

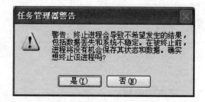

3. 关闭窗口后,双击桌面图标重新登录即可

故障排除时间

20 分钟

关键字描述

麻醉系统　无法关闭

故障现象
麻醉单上出现多页
故障编码
APP-AIM-00022
故障影响等级
三级
故障原因分析
一般为麻醉记录中用药、麻药、事件等时间记录错误
故障排除方法
查看麻醉记录中用药、麻药、事件等时间,更正错误
故障排除时间
15 分钟
关键字描述
麻醉系统　多页

故障现象
添加新用户
故障编码
APP-AIM-00023
故障影响等级
三级
故障原因分析
需要增加新人员或者为用户分配某些权限
故障排除方法
1. 找到权限管理软件,双击

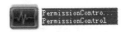

2. 输入用户名和密码

3. 点"添加"按钮,选择所在科室为"手麻科",输入用户名称,登录名称和密码为工号,点保存即可

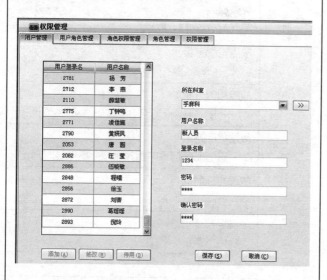

4. 为新人员分配权限,先选择应用程序"麻醉系统 ANESMGR",为麻醉医生则分配"麻醉医生"权限

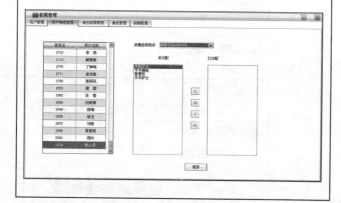

5. 还可以自己创建角色,选在"角色管理",点添加,为新角色命名,如下图:

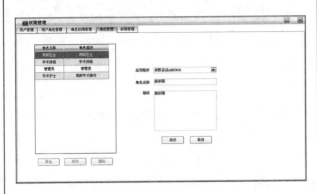

6. 该"新角色"有哪些权限,可以通过"角色权限管理"来分配

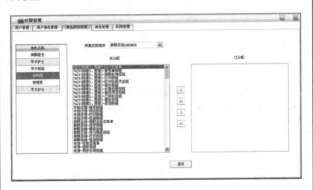

故障排除时间
10 分钟

关键字描述
麻醉系统　添加新用户

|第五章|
病理质量控制与资料管理系统（PIS）

病理质量控制（质控）与资料管理系统专为病理科提供了一套完整先进的数字化管理解决方案，它在病理科各主要工作环节处都配备了差异化的站点软件，将完整的病理诊断流程进行全面管理，并针对技术质控过程提供管理和统计工具，从而成为各大中型医院病理科强化质控管理和资料管理的有力工具。

第一节　系　统　概　述

病理科的主要任务是在医疗过程中承担病理诊断工作，为临床提供明确的病理诊断结果，临床医生主要根据病理诊断结果决定治疗原则、估计预后以及解释临床症状和明确死亡原因。病理诊断作为疾病最终诊断的这种权威性，决定了它在所有诊断手段中的核心地位，因此病理科的内部管理和病理诊断的质控管理对医院整体的诊疗质量具有重要的意义。

病理质控与资料管理系统为病理科的工作提供全面的信息处理，包括病理信息的登记录入、取材管理、冰冻报告流程管理、包埋切片管理、常规及细胞学病理报告管理、免疫组化及特殊染色管理、分子病理管理、切片蜡块归档及借还片管理等；并提供病理诊断质控、病理技术质控、工作量统计、病例查询统计等管理控制功能。系统能通过数据接口，与其他医学信息系统进行互联，实现全院诊疗信息的共享和规范化管理。

病理质控与资料管理系统可对病理科的整体工作流程和工作规范提出要求，并能根据病理科的实际需求进行适当调整，在适应病理科工作习惯的基础上,规范管理细节、提高工作效率、减少因人为原因产生的医患纠纷。

第二节　系　统　功　能

(一)业务处理功能

1. 标本接收与登记

(1)可手工登记送检病例信息,也可从 HIS 系统中提取患者基本信息或电子申请单信息。

(2)记录不合格标本拒收原因。

(3)可按病例库进行登记,病例库可以自定义,可以指定默认的病例库。

(4)病理号按照当前病例库的编号规则自动升位,也可手工调整。

(5)登记时出现病理号重号有自动提示。

(6)系统自动进行"同名检索",遇到同名患者能自动提示"其他检查",并能进一步进行住院号或患者编号的匹配,以准确锁定该患者的历史检查。

(7)打印门诊或会诊患者回执,告知自取报告的时间和地点。

2. 标本取材管理

(1)系统自动提示所有已登记但尚未取材的病例列表。

(2)系统自动接收医生开出的补取医嘱,并自动列出有补取要求的病例列表。

(3)取材时系统自动提示该病例是否做过冰冻,并能查看冰冻结果。

(4)记录取材时间、取材医生和记录人员信息,可用于工作量统计。

(5)可进行大体标本照相,通过与取材工作站相连的专业大体标本拍摄台,图像与病例直接关联保存。

（6）对大体标本照片可进行取材明细标注、文字标注和测量工作，用作证据保存。

（7）进行取材明细记录，系统自动计算蜡块总数和材块总数。

（8）取材明细可打印出取材工作单，用于取材完成后医生与技师之间的点块交接。

3. 技术制片管理

（1）系统自动打开所有已取材但尚未包埋病例的取材明细记录，供技术员在包埋时进行核对。

（2）包埋时可记录组织材块"翻盖"、"丢失"等特殊情况。

（3）技师可对取材情况进行评价，如"线头"、"黏液、无法制片"等。

（4）系统自动提示所有已包埋但尚未制成切片的病例列表，或是有重切、深切要求的病例列表，或是有免疫组化医嘱需切白片的病例列表。

（5）医生在报告站开出了重切深切医嘱，切片站可以自动给技术员弹出提示，以提醒及时处理。

（6）按照蜡块包埋情况或重切、深切要求自动生成切片条码标签列表，用户可以进行手工调整。

（7）批量打印切片条码标签。切片标签的生成适应切片不合并、自动合并、手工合并等多种情况。

（8）可打印切片工作单，用于技师制片完成后与医师的切片交接。

（9）对每个病例都产生出切片明细列表，可进行切片质量评价和切片质量统计工作，并可查询统计非甲切片。

4. 诊断报告管理

（1）根据登录用户身份，自动提示"我的未审核报告"、"我的未打印报告"、"我的未写报告"、"我的延期报告"、"我的待复片报告"、"我的收藏夹"、"科内会诊"、"需随访病例"等快捷列表。

（2）自动提示该病例的历史病理结果和同次送检的其他标本检查情况。

（3）不同标本类型的报告时间规则进行自动提示,时间规则可用户自定义。通过色标区分报告状态,并进行"最后一天"待发报告的提示。

（4）能输出多种报告类型(常规组织学报告、液基细胞学报告、术中冰冻报告、免疫组化报告、会诊报告、尸检报告、PCR检测报告、HPV检测报告、分子病理报告等),提供报告格式、报告常用词自定义功能。

（5）适应病理报告三级医生负责制,提供定向复片、多级复片功能,初诊意见和复片意见单独保存备查。上级医生可对初诊意见进行结果评价,可以统计复片数和复片准确率。

（6）可发出科内会诊申请,系统会自动加入"科内会诊"列表并进行提示,其他医生登录系统后可以快速定位这些会诊病例,可增加、修改、删除自己的科内会诊意见。

（7）可对病例进行随访标记,系统会自动加入"需随访病例"列表并进行提示,可录入并保存随访结果,并可继续随访或结束随访。

（8）可对感兴趣的病例进行收藏管理,系统会自动加入到"我的收藏夹"列表并进行提示,医生可以导出自己的收藏夹病例列表。

（9）冰冻报告质控管理功能,查询冰冻报告发放时间并进行汇总统计。

5. 特检医嘱管理

（1）病理医生可在报告站点发出内部医嘱要求,包括重切、深切、补取、免疫组化、特殊染色、分子病理等。

（2）对应的技术站点能自动提示已发出内部医嘱要求但尚未执行的病例信息列表。

（3）可从特检医嘱信息中提取病例信息、标记物名称等内容，来自动生成免疫组化切片等切片条码标签，并打印出来。

（4）可按照标记物或病理号分类来打印染色工作表（实验记录）。

（5）技术室对内部医嘱执行完成并确认后，信息自动返回报告工作站并提示医生查看。

6. 病理档案管理

（1）按照病理号区段，将资料（申请单或底单）、蜡块、玻片分别归档处理，录入具体的归档位置。

（2）资料室借还片管理，玻片、蜡块归档位置自动提示。

（3）打印借片凭证。

（4）切片归还时记录外院会诊意见。

（二）综合统计功能

1. 提供多种病理科常用报表工具，包括病理检查登记本、病理报告签收本、取材工作单、切片工作单、染色工作表（按标记物）、染色工作表（按病理号）、病理检查底单、门诊回执、借片凭证等。

2. 提供多种统计工具，包括报告发放统计、漏编病理号统计、收费统计、病理医生工作量统计、科室工作量月报表、送检工作量月报表、技术医嘱月报表、特检医嘱月报表、切片质量月报表、诊断符合率月报表、复片率和复片准确率统计、重要报告痕迹查询等。

3. 按照"部位"和"病名"提供疾病查询统计功能。

（三）管理控制功能

1. 系统应提供适应病理报告三级负责制的用户权限管理系统，用户应按照分配的用户名和密码进行登录。

2. 系统应对病理报告进行状态控制管理，只有审核后的病理报告才能正式发出，并被临床医师调阅查看。

3. 系统应提供报告修改痕迹或重要操作动作的后台记录和

查询功能。

4. 系统应提供自动注销（锁定）功能，防止无关人员进行未授权的操作。

（四）相关接口

1. 支持从 HIS\ 电子病历系统中提取病例基本信息或电子医嘱信息。

2. 支持将审核后的病理诊断结果返回给 HIS\ 电子病历系统，供临床医师调阅。如果病理报告未出，需将病例处理状态或未发报告原因返回给 HIS\ 电子病历系统。

第三节　常见故障（朗珈公司）

故障现象
点击 "摄入" 后，"视频采集" 按钮变灰（发生在报告站）
故障编码
APP-PIS-00001
故障影响等级
三级
故障原因分析
1. 未检测到采集卡 　2. S 端子线未插好
故障排除方法
1. 检查 "设备管理器"，查看图像采集卡是否正确安装驱动，需要时重新安装驱动 　2. 重新插拔连接 S 端子线
故障排除时间
2 分钟内（最短）　5 分钟（标准）
关键字描述
病理系统　视频采集

故障现象
点 "视频采集" 后，软件关闭（发生在报告站）

故障编码
APP-PIS-00002
故障影响等级
三级
故障原因分析
1. 采集卡驱动未正确安装
2. 软件未正确安装
故障排除方法
1. 卸载采集卡驱动和应用软件
2. 重装采集卡驱动和应用软件
故障排除时间
5 分钟内(最短) 10 分钟(标准)
关键字描述
病理系统 采集卡

故障现象
打印机共享,重启后无效,点击打印,软件自动关闭(发生在报告站)
故障编码
APP-PIS-00003
故障影响等级
三级
故障原因分析
共享服务未开,Guest 账户未启用
故障排除方法
1. 共享打印机所在主机,启用 Guest 账户,组策略(开始运行里,gpedit.msc)-> 计算机配置 ->Windows 设置 -> 安全设置 -> 本地策略 -> 用户权利指派 -> 拒绝从网络访问计算机,删除 Guest, -> 从网络中访问计算机,添加 Guest 2. 添加已经共享的网络打印机
故障排除时间
2 分钟内(最短) 5 分钟(标准)

关键字描述
病理系统　打印机共享

故障现象
ox8007 用户参数不正确（发生在需做任务计划的电脑）

故障编码
APP-PIS-00004

故障影响等级
三级

故障原因分析
创建任务计划时发生的错误,未设定管理员密码

故障排除方法
为管理员设定密码,登录,并添加任务计划

故障排除时间
5 分钟内（最短）　10 分钟（标准）

关键字描述
病理系统　任务计划

故障现象
动视野或切换物镜时,JVC1481 会出现红色的"ALERT"警报（发生在报告站）

故障编码
APP-PIS-00005

故障影响等级
三级

故障原因分析
菜单中 MOTION DETECT 里面的 MODE 值被设成 ON

故障排除方法
菜单中 MOTION DETECT 里面的 MODE 值设成 OFF 就好了,默认值是 OFF

故障排除时间
1 分钟内（最短）　2 分钟（标准）

关键字描述
病理系统　　JVC1481"ALERT"警报

故障现象
摄像机采图时,画面亮度出现闪动(发生在报告站)
故障编码
APP-PIS-00006
故障影响等级
三级
故障原因分析
摄像头灯泡老化
故障排除方法
更换新灯泡
故障排除时间
5分钟内(最短)　10分钟(标准)
关键字描述
病理系统　　画面闪动

故障现象
点击摄入后,视频采集窗口黑色,视频采集按钮不是灰色,可点击冻结(发生在报告站)
故障编码
APP-PIS-00007
故障影响等级
三级
故障原因分析
显微镜分光拉杆未拉出
故障排除方法
检查显微镜分光拉杆是否拉出并拉出拉杆
故障排除时间
1分钟内(最短)　1分钟(标准)
关键字描述
病理系统　　采集窗口黑色

故障现象
提示软件未到使用日期
故障编码
APP-PIS-00008
故障影响等级
三级
故障原因分析
电脑显示的日期不是当前日期
故障排除方法
检查电脑日期,并改为当前日期
故障排除时间
2 分钟内(最短)　5 分钟(标准)
关键字描述
病理系统　软件日期

故障现象
Run-time error -2147467259,ODBC 不存在或访问被拒绝
故障编码
APP-PIS-00009
故障影响等级
三级
故障原因分析
ODBC 数据源未配通
故障排除方法
重新配置 ODBC 数据源,控制面板 -> 计算机管理工具 -> 数据源 -> 系统 DSN-> 添加,输入数据源名称,服务器地址,密码 4s3c2a1p,指向 pathnet,同样的方法配置 pathnet-old 指向 pathnetold 库
故障排除时间
5 分钟内(最短)　10 分钟(标准)
关键字描述
病理系统　ODBC 数据源

故障现象
未发现数据源名称

故障编码
APP-PIS-00010

故障影响等级
三级

故障原因分析
1. 数据源名称不对
2. 未正确配置数据源

故障排除方法
重新配置 ODBC 数据源, 控制面板 –> 计算机管理工具 –> 数据源 –> 系统 DSN–> 添加, 输入数据源名称, 服务器地址, 密码 4s3c2a1p, 指向 pathnet, 同样的方法配置 pathnet–old 指向 pathnetold 库

故障排除时间
5 分钟内(最短)　10 分钟(标准)

关键字描述
病理系统　数据源名称

故障现象
Form_Load_Main bad file name or number (发生在报告站)

故障编码
APP-PIS-00011

故障影响等级
三级

故障原因分析
图像 Ftp 路径或者共享路径不正确(可能是由于拷贝后, 配置文件改向本地路径, 不是服务器路径)

故障排除方法
修改路径, 指向当前服务器的共享文件夹, 或者 Ftp 目录

故障排除时间
5 分钟内(最短)　10 分钟(标准)

关键字描述
病理系统　共享路径

故障现象
无法打开请求的数据库,登录失败
故障编码
APP-PIS-00012
故障影响等级
三级
故障原因分析
ODBC 指向数据库有问题
故障排除方法
重新确认 ODBC 指向数据库是否有效
故障排除时间
5 分钟内(最短)　10 分钟(标准)
关键字描述
病理系统　ODBC 指向数据库

故障现象
FTP Client 12030 上传文件(常发生在报告站)
故障编码
APP-PIS-00013
故障影响等级
三级
故障原因分析
存储图像的磁盘空间已满
故障排除方法
将时间较老的病例图像拷贝到其他地方
故障排除时间
5 分钟内(最短)　10 分钟(标准)
关键字描述
病理系统　磁盘空间

故障现象
查询超时过期、DK_BL 未找到项目（发生在登记、取材、报告工作者）

故障编码
APP-PIS-00014

故障影响等级
三级

故障原因分析
程序版本和数据库不匹配，一般是数据库中缺少程序所需要的数据库表或者字段造成。

故障排除方法
1. 检查程序版本，查看对应的数据库是否缺少表或字段 　　2. 升级数据库

故障排除时间
10 分钟内（最短）　　15 分钟（标准）

关键字描述
病理系统　　数据库版本

故障现象
病理号标识不正确（发生在登记、取材、报告工作站）

故障编码
APP-PIS-00015

故障影响等级
三级

故障原因分析
病理号没有按软件设定的编写，例如，常规是以病理号 2 开头

故障排除方法
修改当前病例的病理号（可在系统设置中查看每个库的病理号编排方式）

故障排除时间
5 分钟内（最短）　　10 分钟（标准）

关键字描述

病理系统　病理号

故障现象

Form_main_Load Key is not unique in collection

故障编码

APP-PIS-00016

故障影响等级

三级

故障原因分析

病例库重复

故障排除方法

删除重复的病例库

故障排除时间

5 分钟内(最短)　10 分钟(标准)

关键字描述

病理系统　病例库

故障现象

建维护计划时,提示:应用于目标服务器 对于创建 job 无效(发生在报告站)

故障编码

APP-PIS-00017

故障影响等级

三级

故障原因分析

连接资源管理器时选择的是 IP 地址

故障排除方法

连接资源管理器时,选择本地(local)

故障排除时间

5 分钟内(最短)　10 分钟(标准)

关键字描述

病理系统　资源管理器连接

故障现象
pathnet.mdf、pathnet.ldf、pathnetold.mdf、pathnet.ldf,附加数据库,建用名后,配数据源显示无效 SQL State 28000（发生在服务器）
故障编码 APP-PIS-00018
故障影响等级 三级
故障原因分析 登录服务器时,选择了一种方式登录
故障排除方法 服务器右击属性,安全性,登陆选择双重登陆
故障排除时间 5 分钟内（最短）　10 分钟（标准）
关键字描述 病理系统　双重登陆

第四节　系统应急

病理系统发生故障时,病理科人员应先行观察故障出现在单台工作站还是所有工作站。

如果故障出现在单台工作站,则可由其他工作站完成工作,并及时报告信息中心对故障工作站进行检查及故障排除。

如果故障出现在所有工作站,则及时报告信息中心对网络和数据库进行检查及故障排除。

信息中心对故障判断为软件或数据库本身的问题时,应及时电话联系厂方工程师沟通故障表现及解决方法,而不要立即进行软件重装或系统重装等工作。

如信息中心判断故障在 15 分钟内不能排除,则通知病理科在必要时使用手工报告单,直至故障排除。

如病理科发生供电故障,病理科人员应立即报告后勤部门,由后勤部门负责解决。

SER

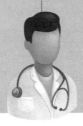

>>>>>>>>>>>>>>>

|第一章|
概述及应用分类

Microsoft Windows Server 作为主流的服务器操作系统,以其高效、简便的操作和强大的功能,为广大用户所接受,被大量应用于企业级的服务器应用。该系统在医院内主要承担数据库服务器和应用服务器的操作系统。利用 Windows Server 系列操作系统,不仅有助于打造高可靠的医院内部网络基础架构,而且能够提高技术应用的效率和价值,最新的 Windows Server 操作系统还带来一系列新的功能,包括虚拟化技术、增强的安全功能和管理工具,都将有助于保障医院的基础架构的完善和稳定。

本篇以 Microsoft Windows Server 为例做一阐述。

在主要的医院应用中,Windows Server 操作系统可以承担各种不同的角色,本章根据服务器的不同功能分配,进行以下分类,其中包括:

1. 文件服务

2. WEB 服务

3. 打印服务

4. 应用服务

5. 邮件服务

6. 终端服务

7. 远程访问服务

8. 域控制器

9. DNS 服务

10. DHCP 服务

11. 流媒体服务

12. Hyper-V 服务

13. 网络策略和访问服务

14. 远程桌面服务

15. Windows 部署服务

16. Windows Server 更新服务

17. 群集服务

18. 其他

|第二章|

Windows（WIN）服务器中的常见故障

本章主要汇集各种在 Windows Server 服务器日常维护工作中所遇到的各种问题，及提供一些可参考的解决方案，并按照不同的应用分别进行汇总。

一、域控制器故障

故障现象
域控制器同步错误
故障编码
SER-WIN-00001
故障影响等级
二级
故障原因分析
1. RPC 动态端口范围过小，被服务器防火墙或其他策略阻挡
2. 终结点映射中没有更多的终结点可用
故障排除方法
1. 保证 DC 复制的端口能正常访问： 　　端口如下：AD 数据复制需要的端口 　　RPC 终结点影射器：135/TCP，135/UDP 　　NetBIOS 名称服务：137/TCP，137/UDP 　　NetBIOS 数据文报服务：138/UDP 　　NetBIOS 会话服务：139/TCP 　　RPC 动态分配：1024-65535/TCP 　　Microsoft-DS：445/TCP，445/UDP 　　LDAP：389/TCP

SSL 上的 LDAP：636/TCP
全局编录 LDAP：3268/TCP
SSL 上的全局编录 LDAP：3269/TCP
Kerberos：88/TCP，88/UDP
DNS：53/TCP，53/UDP
WINS 解析（如果需要）：1512/TCP，1512/UDP
WINS 复制（如果需要）：42/TCP，42/UDP
2. 防火墙上允许 PRC 动态端口能正常访问

故障排除时间
60 分钟内（最短） 45 分钟（标准）

关键字描述
服务器 域同步 AD 复制

二、群集服务故障

故障现象
数据库无法读取数据

故障编码
SER-WIN-00002

故障影响等级
一级

故障原因分析
数据库群集服务状态异常，SQL 服务无法正常迁移至操作节点

故障排除方法
1. 查看 SQL 集群服务、MSDTC 服务、仲裁磁盘状态
2. 找到出问题的操作节点，手动将服务迁移至备用节点
3. 如无法迁移，则采取强行关闭节点操作

故障排除时间
30 分钟内（最短） 45 分钟（标准）

关键字描述
服务器 群集服务

三、故障分类：应用服务

故障现象
应用服务器数据共享传输慢
故障编码
SER-WIN-00003
故障影响等级
二级
故障原因分析
1. Windows server 2008 应用服务器共享资源传输缓慢
2. Windows Server 2008 系统是否默认启用的远程差分压缩功能
故障排除方法
1. 在程序和功能中找到"打开或关闭 Windows 功能"选项
2. 取消的"远程差分压缩"功能选项
3. 重启系统
故障排除时间
15 分钟内（最短）　20 分钟（标准）
关键字描述
服务器　数据共享　传输速度慢

故障现象
Windows 服务器集群无法访问
故障编码
SER-WIN-00004
故障影响等级
一级
故障原因分析
1. 服务器的网络出现故障
2. 磁盘阵列故障,无法读取 S 盘
3. 双机 cluster 服务出现故障,无法自动切换

故障排除方法

1. 确认设备到服务器间的网络状况

2. 网络正常的情况下,手动进行双机切换

3. 确认磁盘阵列的状况,关闭双机之后重启盘柜

故障排除时间

15 分钟内(最短) 30 分钟(标准)

关键字描述

服务器 集群故障

故障现象

32 位 Windows 服务器上 SQL Server 服务内存只使用了 2GB

故障编码

SER–WIN–00005

故障影响等级

三级

故障原因分析

32 位 Windows 服务器上的应用程序内存最大使用空间默认为 2G

故障排除方法

1. 启用操作系统 /PAE 开关

(1)在 boot.ini 中加入 /PAE 参数,例如:

```
multi(0)disk(0)rdisk(0)partition(1)\WINDOWS="Windows Server 2003, Enterprise" /noexecute=optout /fastdetect
/PAE
```

(2)重启服务器

2. 启用 SQL Server2005/SQL Server2000 的 AWE 支持

(1)Sp_configure 'awe enabled', 1

(2)reconfigure

3. 设置最小内存,最大内存

(1)Sp_configure 'min server memory',最小内存值

(2)Sp_configure 'max server memory',最大内存值

(3)reconfigure

4. 启动 Windows 锁定内存页选项

(1)命令行启动 gpedit.msc

(2)在"组策略"控制台上,展开"计算机配置 –Windows
设置 – 安全设置 – 本地策略"

(3)选择 "用户权限分配" 复选框,双击 "锁定内存页",
在 "本地安全策略设置" 对话框中,单击 "添加" 按
钮,在 "选择用户或组" 对话框中,添加有权运行
sqlserver.exe 的 账 户, 如 Administrator 或 安 装
SQL Server 的用户(推荐)

故障排除时间

15 分钟内(最短) 30 分钟(标准)

关键字描述

服务器 SQL Server 内存

故障现象

工作站电脑无法域登录

故障编码

SER–WIN–00006

故障影响等级

三级

故障原因分析

主域服务器的网络出现故障

故障排除方法

1. 确认主域,备用域服务器间的网络状况

2. 重启主域服务器,由备用域服务器接管

故障排除时间

15 分钟内(最短) 30 分钟(标准)

关键字描述

服务器 域服务器

故障现象

放射科使用程序报慢,管理员发现服务器负载过高

故障编码

SER–WIN–00007

故障影响等级
  三级

故障分析
  经过系统分析,原系统使用的是 AP 模式的系统集群,单台服务器的压力过大,造成系统响应时间过慢,所以需要将服务器集群改为 AA 模式

  为了保证 SQL Server 的高可用性,可以采用故障转移群集。最简单的故障转移群集是 2 台服务器,1 台做活动的服务器,另 1 台做备用服务器,这就是 AP 模式的 Cluster。另外 1 个模式就是 AA 模式,也就是 2 台服务器都是运行 SQL Server 实例

  SQL Server 不像 Oracle 一样有 RAC,所以不可能两台服务器同时运行同一个实例,想要两台服务器都使用起来的话,那么只有各自运行一个实例

  AP 模式是在两台服务器上安装一个数据库实例,只有一台服务器负责该数据库实例的全部运算和操作,另外一台服务器闲置。当活动的服务器发生故障时,系统自动启动另一台服务器的实例,实现故障转移。AP 模式的最大缺点就是资源利用率低,只有一台服务器在被使用

  AA 模式是在两台服务器上安装两个数据库实例,每台服务器分别运行一个数据库实例。当某一台服务器发生故障时系统将把发生故障的服务器上的数据库实例切换到另一台服务器上运行,也就是说另一台服务器上同时运行两个实例,当服务器恢复正常后再手动将一个数据库实例切换回另一台服务器。AA 模式保证了两台服务器资源都被利用

  关于 1 个数据库实例中 2 个数据库和 2 个数据库实例中各 1 个数据库的区别:

  1 个数据库实例中的 2 个数据库都必须运行在同一台服务器上,所以如果 2 个数据库都具有大量的运算占用大量的资源,则可能造成数据库服务器压力过大,运行缓慢;而 2 个实例中各 1 个数据库则可以将每个实例部署在不同的服务器上,各自使用各自服务器的资源,相互没有影响

1个实例中2个数据库的相互访问比较简单,可以对2个数据库进行事务操作;而2个实例中的数据库要相互访问则需要通过链接服务器或者其他方式来访问,如果要在2个实例中进行事务操作则需要启用分布式事务 MSDTC,使用分布式事务将会使事务时间变长,事务出现错误的可能更大,甚至出现各种灵异的错误,所以一般不推荐使用分布式事务

　　如果在有足够资源的情况下,而且想简单一点,那么就做 AP 模式。毕竟 AA 模式比 AP 模式更复杂,更难于管理。如果想充分利用服务器资源,服务器有限,而且多个数据库之间不存在分布式事务的话,那么用 AA 模式是一个不错的选择

故障排除方法

　　将服务器集群改为 AA 模式,问题解决

故障排除时间

　　24 小时

关键字描述

　　服务器　系统集群

故障现象

　　放射科读片室有部分电脑无法读片,连接服务器时失败

故障编码

　　SER-WIN-00008

故障影响等级

　　三级

故障分析

　　本次故障是由于一台负载均衡的服务器程序服务卡死,但双机做负载均衡的另一台服务器未能接管服务所致,这是由网络负载均衡的缺点所导致的,这次故障中,被均衡过去的机器,在机器故障的情况下,不能智能地转移到好的机器上,没有实现容错的功能,才产生了此次故障

　　尽管双机做负载均衡存在缺陷,但网络负载均衡的优点也是相当的明显:

- 网络负载平衡允许将传入的请求传播到最多达32台的服务器上，即可以使用最多32台服务器共同分担对外的网络请求服务。网络负载平衡技术保证即使是在负载很重的情况下它们也能作出快速响应
- 网络负载平衡对外只需提供一个IP地址或域名
- 如果网络负载平衡中的一台或几台服务器不可用时，服务不会中断。网络负载平衡自动检测到服务器不可用时，能够迅速在剩余的服务器中重新指派客户机通讯。此保护措施能够帮助你为关键的业务程序提供不中断的服务。可以根据网络访问量的增多来增加网络负载平衡服务器的数量
- 网络负载平衡可在普通的计算机上实现
- 在Windows Server中，网络负载平衡的应用程序包括Internet信息服务（IIS）、ISA Server 2000防火墙与代理服务器、VPN虚拟专用网、终端服务器、Windows Media Services（Windows 视频点播、视频广播）等服务。同时，网络负载平衡有助于改善你的服务器性能和可伸缩性，以满足不断增长的基于Internet客户端的需求。网络负载平衡可以让客户端用一个逻辑Internet名称和虚拟IP地址（又称群集IP地址）访问群集，同时保留每台服务器各自的名称

故障排除方法

重启服务器后，故障消除

此处介绍一下 Windows 2003 网络负载平衡的实现过程

- 操作环境：

Windows Server 2003	Server 1	Server 2	Server 3
IP Address	192.168.0.252	192.168.0.253	192.168.0.254
Net Mask	255.255.255.0	255.255.255.0	255.255.255.0

- 部署过程：
- 配置三台服务器的网卡，确保"网络负载均衡"已选中，以其中一台Server 2为例开始部署：

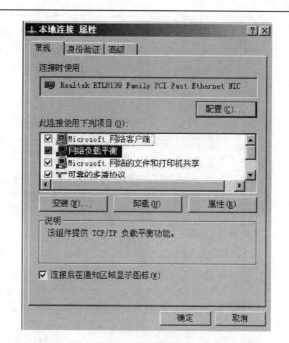

- 从"管理工具"中运行打开"网络负载平衡管理器",用鼠标右键单击"网络负载平衡群集",从出现的菜单中选择"新建群集",进入"群集参数"界面

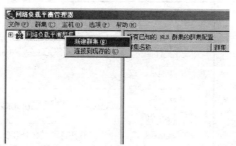

- 群集参数配置,主要三个地方:虚拟IP、子网掩码、虚拟主机名。虚拟IP是供客户端访问的地址,它会把客户端的请求、访问由系统自动根据网络负载路由到每个服务器上,减少单台服务器的压力。这里所配的虚拟IP为:192.168.0.1;虚拟主机名:test.domain.com(也可以是其

他的名称，但输入的DNS名称必须与输入的IP地址相符）；子网掩码与服务器一致，配置完毕；点击"下一步"。如果允许远程控制，请选中"允许远程控制"，并在"远程密码"和"确认密码"处输入可以进行远程控制的密码

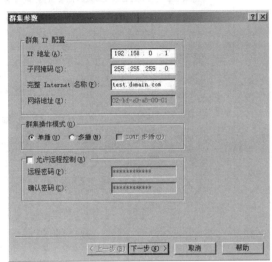

◆ 进入"附加群集IP地址"，点击"下一步"

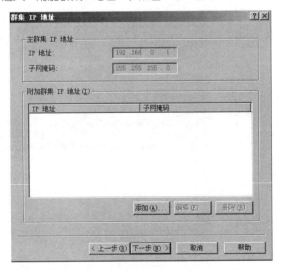

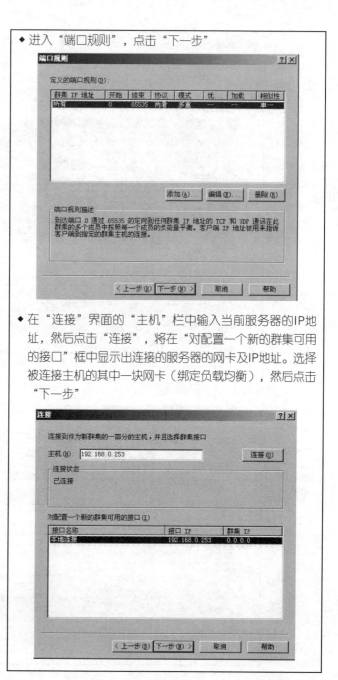

◆ 进入"端口规则",点击"下一步"

◆ 在"连接"界面的"主机"栏中输入当前服务器的IP地址,然后点击"连接",将在"对配置一个新的群集可用的接口"框中显示出连接的服务器的网卡及IP地址。选择被连接主机的其中一块网卡(绑定负载均衡),然后点击"下一步"

- 进入"主机参数"设置,点击"完成",系统将自动开始网络负载平衡群集的配置。几分钟后,网络负载平衡群集配置完成

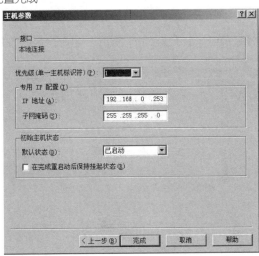

- 再次进入到"网络负载平衡管理器"中,可以查看到在群集test.domain.com 的主机配置信息

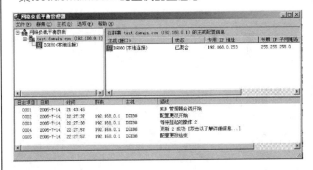

- 另外两台服务器按照以上步骤操作,即可将其添加到网络负载平衡中

故障排除时间

20 分钟

关键字描述

服务器　负载均衡

DBS

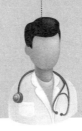

第三篇 数据库
>>>>>>>>>>>>

|第一章|
SQL Server（SQL）

第一节 概　　述

　　毋庸置疑，医院绝大多数关键系统和应用都需依赖数据库系统。数据库的功能是否强大，性能是否稳定可靠，管理是否方便快捷，是否能适应所应用的平台至关重要。

　　目前，医院中使用的数据库主要有 ORACLE、SYBASE、MSSQL 等，其中，微软公司的 SQL Server 是应用最广的数据库之一。医院信息系统在日常运行中，数据库系统也会遇到各类故障，而这些故障从表现来分主要分为功能类故障和性能类故障。但是，数据库故障的处理只是事后处理范围，属于被动管理。最好的状态应该是加强平时的管理和维护，尽量把隐患消灭于萌芽之中。以下罗列为部分故障情况供参考。

　　数据库故障管理主要同以下几点管理模块相关：

　　1. 数据库系统设计和规划

　　2. 数据库的安装和配置管理

　　3. 安全账号及权限管理

　　4. 数据库维护计划及脚本管理

　　5. 数据库镜像和快照管理

　　6. 数据库复制管理

　　7. 据库性能及优化管理

第二节 常 见 故 障

故障现象
数据库用户账户无法登录
故障编码
DBS-SQL-00001
故障影响等级
一级
故障原因分析
1. 用户登录账户丢失,可能为误操作引起(可通过开跟踪确定)
2. 用户登录账户密码错误,可能为误操作引起(可通过开跟踪确定)
3. 用户登录账户被禁用,可能为误操作引起(可通过开跟踪确定)
4. 用户登录账户没有默认相关数据库
故障排除方法
1. 重新添加用户账户
2. 重设用户密码
3. 开启用户账户
4. 默认用户相关数据库
故障排除时间
5分钟
关键字描述
数据库　登录账户

故障现象
客户端应用程序无法连接数据库
故障编码
DBS-SQL-00002
故障影响等级
一级

故障原因分析

    1. 数据库服务器 1433 端口没有开启或异常关闭

    2. 数据库服务器没有允许 TCP/IP 协议或异常丢失

    3. 客户端不能 PING 通服务器 IP 地址

故障排除方法

    1. 需配置数据库服务器开启 1433 端口

    2. 需配置数据库服务器开启 TCP/IP 协议

    3. 首先保证服务器正常，然后解决网络故障，保证能 Ping 通服务器

故障排除时间

    5 分钟

关键字描述

    数据库　连接数据库

故障现象

    应用数据库实例处于置疑状态

故障编码

    DBS-SQL-00003

故障影响等级

    一级

故障原因分析

    1. 重建索引没有完成而不正常退出，数据库正在回滚记录

    2. Master 库异常

    3. 应用数据库实例文件破坏

故障排除方法

    1. 查看数据库错误日志判断并等待恢复

    2. 用备份恢复 Master 库

    3. 通过备份还原数据库

故障排除时间

    2 小时

关键字描述

    数据库　置疑状态

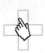

故障现象
数据库日志异常增大
故障编码
DBS-SQL-00004
故障影响等级
三级
故障原因分析
1. 没有定期做日志备份和数据库日志收缩
2. 复制异常
故障排除方法
1. 定期做日志备份并截断日志后收缩
2. 重建复制机制并截断日志后收缩
故障排除时间
30 分钟
关键字描述
数据库　日志增大

故障现象
脚本运行失败或不能运行
故障编码
DBS-SQL-00005
故障影响等级
二级
故障原因分析
1. 脚本运行的账号权限不够
2. 数据库中存在不规范的表名称
3. 脚本引擎服务停止
4. 数据库维护计划停止
5. 数据库脚本被禁止运行
故障排除方法
1. 选择具有足够权限的账号来运行
2. 规范数据库表名称
3. 启动脚本引擎服务

4. 启动数据库维护计划
5. 启动数据库脚本运行

故障排除时间
5 分钟

关键字描述
数据库　脚本失败

故障现象
客户端反应速度慢

故障编码
DBS-SQL-00006

故障影响等级
三级

故障原因分析
1. 有锁现象发生
2. 镜像伙伴发生异常导致锁进程
3. 网络有 PING 丢大包现象
4. 防病毒扫描正进行
5. 微软补丁正在安装

故障排除方法
1. 查处锁进程并处理掉
2. 停止镜像后重建镜像
3. 处理网络故障后排除
4. 等待防病毒扫描结束或手工结束扫描
5. 等待微软补丁安装结束

故障排除时间
30 分钟

关键字描述
数据库　客户端速度慢

故障现象
数据库复制异常

故障编码
DBS-SQL-00007
故障影响等级
二级
故障原因分析
1. 数据库分发服务器异常
2. 数据库发布服务器异常
3. 数据库订阅服务器异常
故障排除方法
1. 重启分发服务器或重设分发架构
2. 重启发布服务器或重设发布架构
3. 重启订阅服务器或重设订阅架构
故障排除时间
30 分钟
关键字描述
数据库　复制异常

故障现象
数据库镜像异常
故障编码
DBS-SQL-00008
故障影响等级
二级
故障原因分析
1. 主数据库日志增长异常
2. 镜像数据库异常
故障排除方法：
1. 处理好主数据库日志后重建镜像
2. 重启镜像服务器或重建镜像
故障排除时间
30 分钟
关键字描述
数据库　镜像

故障现象	
用户登录账户无法正常访问数据库对象	
故障编码	
DBS-SQL-00009	
故障影响等级	
二级	
故障原因分析	
1. 用户登录账户同数据库对象之间失去对应关系	
2. 数据库迁移后账户没有迁移	
故障排除方法	
1. 删除并重建登录账户同数据库对象关系	
2. 采用脚本迁移数据库账户	
故障排除时间	
30 分钟	
关键字描述	
数据库　登录账户	

故障现象	
数据库不能访问	
故障编码	
DBS-SQL-00010	
故障影响等级	
一级	
故障原因分析	
1. 数据库文件所在磁盘没有空间	
2. 数据库服务没有启动	
故障排除方法	
1. 保证数据库文件所在磁盘有足够空间	
2. 确保数据库启动的账户及密码正确并重新启动服务	
故障排除时间	
10 分钟	
关键字描述	
数据库　数据库访问	

故障现象	
数据检索顺序错误	
故障编码	
DBS-SQL-00011	
故障影响等级	
二级	
故障原因分析	
1. 数据库字符集和排序顺序不匹配	
2. Master 数据库字符集默认安装	
故障排除方法	
1. 选择正确的字符集和排序顺序	
2. 重建 Master 数据库	
故障排除时间	
30 分钟	
关键字描述	
数据库　字符集、排序	

故障现象	
应用系统或数据库有关存储过程运行不正常	
故障编码	
DBS-SQL-00012	
故障影响等级	
二级	
故障原因分析	
没有选择合适的兼容级别	
故障排除方法	
选择合适的兼容级别	
故障排除时间	
10 分钟	
关键字描述	
数据库　兼容级别	

故障现象
系统上线运行一段时间后,前台反馈速度变慢
故障编码
DBS-SQL-00013
故障影响等级
二级
故障原因分析
1. 数据库表设计时没有加索引
2. 关键业务表记录数过多,影响查询定位时间
3. 应用程序编程语句不够优化
4. 存储阵列有硬盘故障,影响 RAID 性能
5. 存储设计规划不合理,没有把数据文件和日志文件及 TEMPDB 等库放在不同的 RAID 组中以降低读写瓶颈
故障排除方法:
1. 在查询关键字段上增加索引
2. 可对表的历史数据进行归档处理,或对表进行表分区处理
3. 对关键执行瓶颈语句进行分析并优化
4. 更换存储故障硬盘
5. 把生产库临时迁移出,重新规划存储结构后整合回来
故障排除时间
2 天
关键字描述
数据库 速度变慢

|第二章|
Oracle（ORA）

第一节　Oracle 数据库简介

　　Oracle 数据库产品是当前数据库技术的典型代表，Oracle 的产品除了数据库系统外，还有应用系统和开发工具等。Oracle 是一个面向对象的数据库系统，它既不是单纯的面向对象的数据库也不是单纯的关系数据库，它是两者的结合，因此叫做"对象关系数据库"。由于 Oracle 包括了几乎所有的数据库技术，因此被认为是未来企业级主选数据库之一。

　　Oracle 主要有以下特点。

　　1. 对象、关系模型

　　Oracle 使用了对象、关系模型，也就是在完全支持传统关系模型的基础上，为对象机制提供了有限的支持。Oracle 不仅能够处理传统的表结构信息，而且能够管理由 C++、Smalltalk 以及其他开发工具生成的多媒体数据类型，如文本、视频、图形和空间对象等。这种做法允许现有软件开发产品与工具软件及 Oracle 应用软件共存，保护了客户的投资。

　　2. 动态可伸缩性

　　Oracle 引入了连接存储池和多路复用机制，提供了对大型对象的支持，当需要支持一些特殊数据类型时，用户可以创建软件插件来实现。Oracle 8 采用了高级网络技术，提高共享池和连接管理器来提高系统的可括性，容量可从几 GB 到几百 TB，可允许 10 万用户同时并行访问，Oracle 的数据库中每个表可以容纳 1000 列，能满足目前数据库及数据仓库应用的需要。

3. 系统的可用性和易用性

Oracle 提供了灵活多样的数据分区功能,一个分区可以是一个大型表,也可以是索引易于管理的小块,可以根据数据的取值分区,有效地提高了系统操作能力及数据可用性,减少 I/O 瓶颈。Oracle 还对并行处理进行了改进,在位图索引、查询、排序、连接和一般索引扫描等操作引入并行处理,提高了单个查询的并行度。

4. 系统的可管理性和数据安全功能

Oracle 提供了自动备份和恢复功能,改进了对大规模和更加细化的分布式操作系统的支持,加强了 SQL 操作复制的并行性。为了帮助客户有效地管理整个数据库和应用系统,Oracle 还提供了企业管理系统,数据库管理员可以从一个集中控制台拖放式图形用户界面管理 Oracle 的系统环境。

5. 对多平台的支持与开放性

网络结构往往含有多个平台, Oracle 可以运行于目前所有主流平台上,如 SUN Solarise、Sequent Dynix/PTX、Intel NT、HP UX、DEC UNIX、IBM AIX 等。Oracle 的异构服务为同其他数据源以及使用 SQL 和 PL/SQL 的服务进行通信提供了必要的基础设施。

第二节　Oracle 数据库体系结构介绍

一、Oracle 体系结构一览图

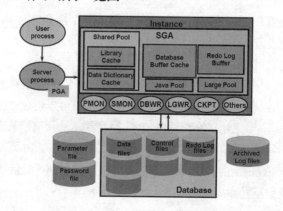

二、oracle 服务器（oracle server）

oracle server 是一个提供了开放的、全面的、完整的途径去进行信息管理的数据库管理系统，包含了以下两部分构成：

1. instance（实例）

2. oracle database（oracle 数据库）

三、oracle 实例（oracle instance）

1. Oracle instance 可以说是一个访问 oracle database 的中介。

2. 一个 instance 只能对应一个 database，一个 database 可以对应多个 instance。

3. 在典型数据库中 instance 和 database 的关系为一对一的关系。

4. 在集群环境（RAC）中，多个 instance 对应一个 database。

5. Instance 由系统全局共享区(SGA)和后台进程(backgroudprocess)组成。

四、oracle 数据库（oracle database）

Oracle 数据库是一系列物理文件的集合，由三种基本核心文件（数据文件 data file、控制文件 control file、重做日志文件 Redo log file）和参数文件 Parameter file，归档日志文件 Archive log file，以及一些其他文件构成。

五、系统全局共享区（system global area，SGA）

System Global Area 是一块巨大的共享内存区域，被看做是 Oracle 数据库的一个大缓冲池，这里的数据可以被 ORACLE 的各个进程共用。

SGA 主要包括以下几个部分：

（一）共享池（shared pool）

共享池是 SGA 中最关键的内存片段，特别是在性能和可伸缩性上。一个太小的共享池会扼杀性能，使系统停止，太大的共享池也会有同样的效果，将会消耗大量的 CPU 来管理这个共享池。不正确的使用共享池只会带来灾难。共享池主要又可以分为以下两个部分：

1.SQL 语句缓冲（library cache）

当一个用户提交一个 SQL 语句，Oracle 会将这句 SQL 进行分析（parse），这个过程类似于编译，会耗费相对较多的时间。在分析完这个 SQL，Oracle 会把分析结果给保存在 Shared pool 的 Library Cache 中，当数据库第二次执行该 SQL 时，Oracle 自动跳过这个分析过程，从而减少了系统运行的时间。这也是为什么第一次运行的 SQL 比第二次运行的 SQL 要慢一点的原因。

2.数据字典缓冲区（data dictionary cache）

数据字典缓冲区是 ORACLE 特地为数据字典准备的一块缓冲池，供 ORACLE 内部使用。

（二）块缓冲区高速缓存（database buffer cache）

这些缓冲是对应所有数据文件中的一些被使用到的数据块，使其能够在内存中进行操作。在这个级别里没有系统文件、户数据文件、临时数据文件、回滚段文件之分。也就是任何文件的数据块都有可能被缓冲。数据库的任何修改都在该缓冲里完成，并由 DBWR 进程将修改后的数据写入磁盘。

这个缓冲区的块基本上在两个不同的列表中管理。一个是块的"脏"表（Dirty List），需要用数据库块的书写器（DBWR）来写入，另外一个是"自由"列表（Free List），一般的情况下，是使用最近最少使用（Least Recently Used, LRU）算法来管理。块缓冲区高速缓存又可以细分为以下三个部分（Default pool, Keep pool, Recycle pool）。如果不是人为设置初始化参数（Init.ora），ORACLE 将默认为 Default pool。由于操作系统寻址能力的限制，不通过特殊设置，在 32 位的系统上，块缓冲区高速缓存最大可以达到 1.7G，在 64 位系统上，块缓冲区高速缓存最大可以达到 10G。

（三）重做日志缓冲区（redo log buffer）

重做日志文件的缓冲，对数据库的任何修改都按顺序被记录在该缓冲，然后由 LGWR 进程将它写入磁盘。这些修改信息可能是 DML 语句，如（Insert, Update, Delete），或 DDL 语句，如（Create,

Alter，Drop 等）。重做日志缓冲区的存在是因为内存到内存的操作比较内存到硬盘的速度快很多，所以重作日志缓冲区可以加快数据库的操作速度，但是考虑的数据库的一致性与可恢复性，数据在重做日志缓冲区中的滞留时间不会很长。所以重作日志缓冲区一般都很小，大于 3M 之后的重作日志缓冲区已经没有太大的实际意义。

（四）Java 程序缓冲区（lava pool）

Java 的程序区，Oracle 8I 以后，Oracle 在内核中加入了对 Java 的支持。该程序缓冲区就是为 Java 程序保留的。如果不用 Java 程序没有必要改变该缓冲区的默认大小。

（五）大池（large pool）

大池用来分配大块的内存，处理比共享池更大的内存，在 8.0 开始引入，下面对象使用大池：

1. MTS——在 SGA 的 Large Pool 中分配 UGA

语句的并行查询（Parallel Executeion of Statements ）——允许进程间消息缓冲区的分配，用来协调并行查询服务器。

2. 备份（Backup ）——用于 RMAN 磁盘 I/O 缓存

六、后台进程（background process ）

后台进程是 Oracle 的程序，用来管理数据库的读写，恢复和监视等工作。Server Process 主要是通过后台进程和 user process 进行联系和沟通，并和 user process 进行数据的交换。在 Unix 机器上，Oracle 后台进程相对于操作系统进程，也就是说，一个 Oracle 后台进程将启动一个操作系统进程；在 Windows 机器上，Oracle 后台进程相对于操作系统线程，打开任务管理器，我们只能看到一个 ORACLE.EXE 的进程，但是通过另外的工具，就可以看到包含在进程中的线程。

在 Unix 上可以通过如下方法查看后台进程：

```
[oracle@mylinuxN2~]$ ps −ef | grep ora_
oracle    512 480    0 23：48 pts/2  00：00：00 grep ora_
oracle    11638 1    0 10：52 ?     00：00：05 ora_pmon_ora10g
oracle    11640 1    0 10：52 ?     00：00：02 ora_psp0_ora10g
```

oracle	11642 1	0 10:52 ?	00:00:02 ora_mman_ora10g
oracle	11644 1	0 10:52 ?	00:00:08 ora_dbw0_ora10g
oracle	11646 1	0 10:52 ?	00:00:06 ora_lgwr_ora10g
oracle	11648 1	0 10:52 ?	00:00:22 ora_ckpt_ora10g
oracle	11650 1	0 10:52 ?	00:00:17 ora_smon_ora10g
oracle	11652 1	0 10:52 ?	00:00:00 ora_reco_ora10g
oracle	11654 1	0 10:52 ?	00:00:17 ora_cjq0_ora10g
oracle	11656 1	0 10:52 ?	00:00:10 ora_mmon_ora10g
oracle	11658 1	0 10:52 ?	00:00:12 ora_mmnl_ora10g
oracle	11660 1	0 10:52 ?	00:00:00 ora_d000_ora10g
oracle	11662 1	0 10:52 ?	00:00:00 ora_s000_ora10g
oracle	11666 1	0 10:53 ?	00:00:00 ora_arc0_ora10g
oracle	11668 1	0 10:53 ?	00:00:00 ora_arc1_ora10g
oracle	11685 1	0 10:53 ?	00:00:00 ora_qmnc_ora10g
oracle	11687 1	0 10:53 ?	00:00:00 ora_q000_ora10g
oracle	11689 1	0 10:53 ?	00:00:00 ora_q001_ora10g

Oracle 系统有（五）个基本后台进程：

（一）数据文件写入进程（DBWR）

DBWR 是一个很底层的工作进程，批量的把缓冲区的数据写入磁盘，和任何前台用户的进程几乎没有什么关系，也不受它们的控制，DBWR 工作的主要条件如下：DBWR 超时、系统中没有多的空缓冲区用来存放数据、CKPT 进程触发 DBWR 等。

（二）日志文件写入进程（LGWR）

将重做日志缓冲区的数据写入重做日志文件，LGWR 是一个必须和前台用户进程通信的进程。当数据被修改的时候，系统会产生一个重做日志并记录在重做日志缓冲区内，提交的时候，LGWR 必须将被修改的数据的重做日志缓冲区内数据写入日志数据文件，然后再通知前台进程提交成功，并由前台进程通知用户。从这点可以看出 LGWR 承担了维护系统数据完整性的任务，LGWR 工作的主要条件如下：用户提交、有 1/3 重做日志缓冲区未被写入磁盘、有大于 1M

重做日志缓冲区未被写入磁盘、超时、DBWR 需要写入的数据的 SCN 号大于 LGWR 记录的 SCN 号时 DBWR 触发 LGWR 写入等。

（三）系统监护进程（SMON）

SMON 的工作主要包含：清除临时空间，在系统启动时，完成系统实例恢复，聚结空闲空间，从不可用的文件中恢复事务的活动，OPS 中失败节点的实例恢复，清除 OBJ$ 表，缩减回滚段，使回滚段脱机。

（四）用户进程监护进程（PMON）

主要用于清除失效的用户进程，释放用户进程所用的资源。如 PMON 将回滚未提交的工作，释放锁，释放分配给失败进程的 SGA 资源。

（五）检查点进程，同步数据文件，日志文件，控制文件（CKPT）

同步数据文件，日志文件和控制文件，由于 DBWR/LGWR 的工作原理，造成了数据文件，日志文件，控制文件的不一致，这就需要 CKPT 进程来同步。CKPT 会更新数据文件、控制文件的头信息，CKPT 工作的主要条件如下：在日志切换的时候、数据库用 immediate，transaction，normal 选项 shutdown 数据库的时候、用户触发等。

第三节　Oracle 数据库物理结构

ORACLE 数据库的组成——物理操作系统文件的集合。主要包括以下几种：

（一）控制文件（control files）

控制文件包括主要信息有：数据库的名字，检查点信息，数据库创建的时间戳，所有的数据文件、联机日志文件、归档日志文件信息、备份信息等，这些都是系统启动和运行的基本条件，所以也是 Oracle 运行的根本。如果没有控制文件系统是不可能启动的。控制文件一般采用多个镜像复制来保护控制文件，或采用 RAID 来保护控制文件。控制文件的丢失，将使数据库的恢复变得很复杂。

（二）数据文件（data files）

数据文件是 Oracle 存储数据的文件，有以下一些文件类型：

1. 系统数据文件

存放系统表和数据字典,一般不放用户的数据,但是用户脚本,如过程、函数、包等却是保存在数据字典中的。

数据字典是一些系统表或视图,存放系统的信息,包括数据库版本,数据文件信息,表与索引等段信息,系统的运行状态等各种和系统有关的信息和用户脚本信息。数据库管理员可以通过对数据字典的查询了解到 Oracle 的运行状态。

2. 回滚段文件

如果数据库进行对数据的修改,那么就必须使用回滚段,回滚段是用来临时存放修改前的数据(Before Image)。回滚段通常都放在一个单独的表空间上(回滚表空间),避免表空间碎片化,这个表空间包含的数据文件就是回滚数据文件。

3. 临时数据文件

主要存放用户的排序等临时数据,与回滚段相似,临时段也容易引起表空间碎片化,而且没有办法在一个永久表空间上开辟临时段,所以就必须有一个临时表空间,其所包含的数据文件就是临时数据文件,主要用于不能在内存上进行的排序操作。一般必须为用户指定一个临时表空间。

4. 用户数据文件

存放用户数据,这里列举了两类常见的用户型数据,一般数据和索引数据,一般来说,如果条件许可的话,可以考虑放在不同的磁盘上。

(三)重做日志文件(online redolog files)

用户对数据库进行的任何操作都会记录在重做日志文件。一个数据库中至少要有两个日志组文件,一组写完后再写另一组,即轮流写。每个日志组中至少有一个日志成员,一个日志组中的多个日志成员是镜像关系,有利于日志文件的保护,因为日志文件的损坏,特别是当前联机日志的损坏,对数据库的影响是巨大的。

联机日志组的交换过程叫做切换,需要特别注意的是,日志切换在一个优化效果不好的数据库中会引起临时的"挂起"。挂起大致有两种情况：

在归档情况下，需要归档的日志来不及归档，而联机日志又需要被重新利用。

检查点事件还没有完成（日志切换引起检查点），而联机日志需要被重新利用。

解决这种问题的常用手段是：增加日志组；增大日志文件成员大小。

通过 v$log 可以查看日志组，v$logfile 可以查看具体的成员文件。

（四）归档日志文件

Oracle 可以运行在两种模式之中，归档模式和不归档模式。如果不用归档模式就不会有归档日志，但是系统将不会是一个实用系统，特别是不能用于生产系统，因为可能会丢失数据。在归档模式中，为了保存用户的所有修改，在重做日志文件切换后和被覆盖之间系统将另外保存成一组连续的文件系列，该文件系列就是归档日志文件。

归档日志文件尽管可能占用大量的硬盘空间，但是却能保护数据的安全性。其实，归档并不需要一直占用磁盘空间，用户可以备份到磁带上，或删除上一次完整备份前的所有日志文件。

（五）初始化参数文件

initSID.ora 或 init.ora 文件，因为版本的不一样，其位置也可能会不一样。初始化文件记载了许多数据库的启动参数，如内存，控制文件，进程数等，在数据库启动的时候加载（Nomount 时加载），初始化文件记录了很多重要参数，对数据库的性能影响很大，如果不是很了解，不要轻易乱改写，否则会引起数据库性能下降。

（六）其他文件

1. 密码文件

用于 Oracle 的具有 sysdba 权限用户的认证。

2. 日志文件

报警日志文件（alert.log 或 alrt.ora）

记录数据库启动，关闭和一些重要的出错信息。数据库管理员应该经常检查这个文件，并对出现的问题作出及时的反应。

第四节 ORACLE 数据库逻辑结构

1. 表空间(tablespace)

表空间是数据库中的基本逻辑结构,一系列数据文件的集合。一个表空间可以包含多个数据文件,但是一个数据文件只能属于一个表空间。

2. 段(Segment)

段是对象在数据库中占用的空间,虽然段和数据库对象是一一对应的,但段是从数据库存储的角度来看的。一个段只能属于一个表空间,当然一个表空间可以有多个段。

表空间和数据文件是物理存储上的一对多的关系,表空间和段是逻辑存储上的一对多的关系,段不直接和数据文件发生关系。一个段可以属于多个数据文件。

段基本可以分为以下 4 种:

(1)数据段(data segment)

(2)索引段(index segment)

(3)回滚段(rollback segment)

(4)临时段(temporary segment)

3. 区间(extent)

在一个段中可以存在多个区间,区间是为数据一次性预留的一个较大的存储空间,直到那个区间被用满,数据库会继续申请一个新的预留存储空间,即新的区间,一直到段的最大区间数(Max Extent)或没有可用的磁盘空间可以申请。在 ORACLE8i 以上版本,理论上一个段可以无穷个区间,但是多个区间对 ORACLE 却是有性能影响的, ORACLE 建议把数据分布在尽量少的区间上,以减少 ORACLE 的管理与磁头的移动。

4. Oracle 数据块(block)

ORACLE 最基本的存储单位,是 OS 数据块的整数倍。ORACLE 的操作都是以块为基本单位,一个区间可以包含多个块(如果区间大小不是块大小的整数倍，ORACLE 实际也扩展到块的整数倍）。

第五节　常　见　故　障

故障现象
数据库效率突然降低

故障编码
DBS-ORA-00001

故障影响等级
三级

故障原因分析
某一张表索引发生问题

故障排除方法
1. 通过数据库管理工具找到引起效率降低的语句 　2. 分析得到语句中引发效率降低的表名及字段 　3. 查看对应的索引 　4. 进行索引重建

故障排除时间
20 分钟

关键字描述
数据库　效率降低

故障现象
系统正常可用, 但是新的数据库链接无法登录

故障编码
DBS-ORA-00002

故障影响等级
三级

故障原因分析
1. 数据库的链接数超出了设定的范围

10100100110111100000100100100100001010010010111111000000100100110001010010011011111000000100100100110111110000010010010010000101001001100010010011011111000000010010010010000010010010011011111000000100100100100001010010010

0100100010000000101001001001101111000001001001000000101001001011111000001001001001000010111111000000100100110111110000001001001

00100110111100001010010010011011111000001010010010111110000010010100100

011110000010010010010000010010010100100110111

000001001000100000

<table>
<tr><td colspan="2">故障排除方法</td></tr>
<tr><td colspan="2">1. 对数据库相关参数进行调整
2. 先从数据库级别删除等待时间超过 30 分钟的进程
3. 再从系统级别删除这一些进程对应的系统进程</td></tr>
</table>

故障排除方法

1. 对数据库相关参数进行调整
2. 先从数据库级别删除等待时间超过 30 分钟的进程
3. 再从系统级别删除这一些进程对应的系统进程

故障排除时间

30 分钟

关键字描述

数据库　新链接无法登录

故障现象

整体系统运行正常,但是个别操作无法进行

故障编码

DBS-ORA-00003

故障影响等级

二级

故障原因分析

数据库级别发生死锁

故障排除方法

1. 使用数据库管理工具,找到引起死锁的进程
2. 将该进程直接结束

故障排除时间

10 分钟

关键字描述

数据库　死锁

故障现象

系统可用,但是与某一张数据量超过 1000 万条的表进行关联后效率很低

故障编码

DBS-ORA-00004

故障影响等级

三级

故障原因分析
该表未进行分析
故障排除方法
1. 使用数据库管理工具,找到待分析的表
2. 进行分析
故障排除时间
10 分钟
关键字描述
数据库　表关联

故障现象
数据库整体运行正常,但个别客户端很慢
故障编码
DBS-ORA-00005
故障影响等级
三级
故障原因分析
网络原因或者病毒原因
故障排除方法
1. 进行病毒查杀
2. 进行网络检测
故障排除时间
10 分钟
关键字描述
数据库　个别客户端慢

故障现象
部分应用无法进行,报文件损坏
故障编码
DBS-ORA-00006
故障影响等级
一级

故障原因分析
数据库文件损坏

故障排除方法
1. 找到提示中出现的文件号
2. 使用数据库管理工具对该文件进行检查,判断是逻辑损坏还是物理损坏
3. 如果是逻辑损坏,进行在线修复
4. 如果是物理损坏,则需要停机,结合备份文件和日志进行修复

故障排除时间
20 分钟到 3 小时左右

关键字描述
数据库　文件损坏

故障现象
应用系统无法登录

故障编码
DBS-ORA-00007

故障影响等级
二级

故障原因分析
数据库连接数瞬间增加,导致应用系统无法登录,这是网络问题导致

故障排除方法
1. 检查客户端与服务器连接是否正常
2. 检查网络设备是否正常
3. 在服务器端对于重复的进程进行清理

故障排除时间
10 分钟

关键字描述
数据库　连接数增加异常

故障现象
数据库无法正常工作,报磁盘空间已满
故障编码
DBS-ORA-00008
故障影响等级
二级
故障原因分析
物理磁盘空间已满
故障排除方法
1. 删除数据库日志文件,获取磁盘空间
2. 增加物理空间
故障排除时间
10 分钟
关键字描述
数据库　　磁盘空间

故障现象
数据库用户被锁定
故障编码
DBS-ORA-00009
故障影响等级
三级
故障原因分析
建用户时密码验证方式没有设置成为 unlock 模式
故障排除方法
使用数据库管理工具,将用户密码设置成为 unlock 模式
故障排除时间
10 分钟
关键字描述
数据库　　用户被锁定

故障现象

    用户在进行数据库操作时出现（ORA-01650: unable to extend rollback segment NAME by NUM intablespace NAME）报错

故障编码

    DBS-ORA-00010

故障影响等级

    三级

故障原因分析

    上述 ORACLE 错误为回滚段表空间不足引起的，这也是 ORACLE 数据管理员最常见的 ORACLE 错误信息。当用户在做一个非常庞大的数据操作导致现有回滚段的不足，使可分配的回滚段表空间已满，无法再进行分配，就会出现上述的错误

故障排除方法

    使用 "ALTER TABLESPACE tablespace_name ADD DATAFILE filename SIZE size_of_file" 命令向指定的数据增加表空间，根据具体的情况可以增加一个或多个表空间。当然这与主机上的裸盘设备有关，如果主机的裸盘设备没有多余的使用空间，建议不要轻易增加回滚段表空间的大小，可使用下列的语句先查询一下剩余的 tablespace 空间有多少：

    Select user_name, sql_text from V$open_cursor where user_name= ' ';

    如果多余的空间比较多，可以适当追加一个大的回滚段给表空间使用，从而避免上述的错误。也可以用以下语句来检测一下 rollback segment 的竞争状况：

    Select class, count from V$waitstat where calss in（'system undo header'，'system undo block'，'undo header'，'undo block'）；　和 Select sum（value）from V$sysstat where name in（'db_block_gets'，'consistents gets'）；

    如果任何一个 class in count/sum（value）大于 1%，就应该考虑增加 rollback segment

故障排除时间

　　10 分钟内（最短）　25 分钟（标准）

关键字描述

　　数据库　回滚段表空间

故障现象

　　ORA-12514：TNS：监听程序当前无法识别连接描述符中请求的服务

故障编码

　　DBS-ORA-00011

故障影响等级

　　三级

故障原因分析

　　检查监听，发现未设置对服务名的监听（Oracle10g 默认安装后不自动设置监听）

　　当 tnsnames.ora 文件中的 SERVICE_NAME 没有向要连接的数据库服务器中的监听器注册的时候，就会出现这个错误信息。如果客户端配置没有发生变化，那么数据库服务器配置就必须进行改变，否则用来进行连接的 SERVICE_NAME 就永远不会注册到监听器

　　注册到监听器的 SERVICE_NAME 是由数据库实例的 service_names 参数来决定的。查看参考指南中的服务器文档来找到有关当这个参数没有设置的时候，它的默认值是如何设置的详细信息。可以通过对其进行设置，来避免它被另一个参数的变化所影响

　　还有一种情况是遇到定时的问题。如果监听器被重新启动，那么数据库实例就必须重新注册。通常情况下，每 60 秒就会出现这样的问题。可以数据库管理员的身份登录到数据库服务器，并且运行"更改系统注册器"，这样就可以强制立即注册到监听器中

故障排除方法

　　1. 打开文件 "<OracleHome>/network/admin/listener.ora"，将看到如下的内容：

```
SID_LIST_LISTENER =
（SID_LIST =
  （SID_DESC =
    （SID_NAME = PLSExtProc）
    （ORACLE_HOME = D：\oracle\product\10.2.0\db_1）
    （PROGRAM = extproc）
```

2. 将下面的语句添加到上面的语句中去

```
    （SID_DESC =
    （GLOBAL_DBNAME = ORACLE）
    （ORACLE_HOME = D：\oracle\product\10.2.0\db_1）
    （SID_NAME = ORACLE）
```

3. 文件的内容则变成了如下所示：

```
SID_LIST_LISTENER =
（SID_LIST =
  （SID_DESC =
    （SID_NAME = PLSExtProc）
    （ORACLE_HOME = D：\oracle\product\10.2.0\db_1）
    （PROGRAM = extproc）
  （SID_DESC =
    （GLOBAL_DBNAME = ORACLE）
    （ORACLE_HOME = D：\oracle\product\10.2.0\db_1）
    （SID_NAME = ORACLE）
```

4. 保存文件，然后重新启动监听服务 TNSListener 就可以了

故障排除时间

25 分钟内（最短） 40 分钟（标准）

关键字描述

数据库 TNS 监听错误

故障现象

进行大批量插入数据时出现了 ORA-00257： archiver error.Connect internal only, until freed 错误

故障编码

DBS-ORA-00012

故障影响等级
三级

故障原因分析

　　归档日志满了, Oracle 10g 数据库物理空间管理方式与以前 Oracle 发生了变化, 对归档日志所在的 Flash_Recovery_Area 空间进行了另外限制, Flash_Recovery_Area 空间缺省安装时比较小,只有 2GB

故障排除方法

方法一:

　　1. 指定数据库实例

　　　SET ORACLE_SID=db1

　　2. 进入 rman

　　　$ rman

　　3. 连接数据库

　　　RMAN> connect target sys/password;

　　4. 查看归档日志的状态

　　　RMAN> list archivelog all;

　　5. 手工删除归档日志文件

　　6. 更新归档日志

　　　RMAN> crosscheck archivelog all;

　　　RMAN> delete expired archivelog all; ——会提示确认, 输入 "yes" 即可

　　7. 退出 rman

　　　RMAN> exit

方法二:

　　修改归档日志大小

　　SQL> alter system set DB_RECOVERY_FILE_DEST_SIZE=20g;（select * from v$recovery_file_dest; 查看大小）

故障排除时间

　　10 分钟内(最短)　30 分钟(标准)

关键字描述

　　数据库　归档日志

|第三章|
数据库审计与风险控制系统（ARC）

第一节　数据库审计的发展及主要功能

最初的数据库审计功能是在原来日志审计的基础上发展起来的，主要记录并显示基本的往数据库发的 SQL，并且有一定的查询和报表功能。但是随着新信息安全时代的到来，原来的基本功能越来越体现出不足，比如越来越多的控制是关注返回而不是请求，弱口令等管理风险如何控制，还有如何进行用户访问控制细粒度策略的定制和实施，和万一数据被篡改或删除后能否尽快实施定位式恢复。

目前对于一套完整的数据库审计系统通常需要包括以下主要功能。

1. 多层业务关联审计

通过应用层访问和数据库操作请求进行多层业务关联审计，实现访问者信息的完全追溯，包括：操作发生的 URL、客户端的 IP、请求报文等信息，通过多层业务关联审计更精确地定位事件发生前后所有层面的访问及操作请求，使管理人员对用户的行为一目了然，真正做到数据库操作行为可监控，违规操作可追溯。

2. 细粒度数据库审计

通过对不同数据库的 SQL 语义分析，提取出 SQL 中相关的要素（用户、SQL 操作、表、字段、视图、索引、过程、函数、包…）实时监控来自各个层面的所有数据库活动，包括来自应用系统发起的数据库操作请求、来自数据库客户端工具的操作请求以及通过远程登录服务器后的操作请求等 通过远程命令行执行的 SQL 命令也能够被审计与分析，并对违规的操作进行阻断 系统不仅对数据库操作请求进行实时审计,而且还可对数据库返回结果进行完整的还原和审计,同时可以根据返回结果设置审计规则。

3. 精准化行为回溯

一旦发生安全事件,提供基于数据库对象的完全自定义审计查询及审计数据展现,彻底摆脱数据库的黑盒状态。

4. 全方位风险控制

灵活的策略定制:根据登录用户、源 IP 地址、数据库对象(分为数据库用户、表、字段)、操作时间、SQL 操作命令、返回的记录数或受影响的行数、关联表数量、SQL 执行结果、SQL 执行时长、报文内容的灵活组合来定义客户所关心的重要事件和风险事件 多形式的实时告警:当检测到可疑操作或违反审计规则的操作时,系统可以通过监控中心告警、短信告警、邮件告警、Syslog 告警等方式通知数据库管理员。

5. 多协议层的远程访问监控

支持对客户端工具、应用层以及对服务器的远程访问(如:RDP、SSH、FTP、TELNET、VNC、Xwindow)实时监控及回放功能,有助于安全事件的定位查询、成因分析及责任认定。

6. 职权分离

《计算机信息系统安全等级保护数据库管理技术要求》《企业内部控制规范》、SOX 法案或 PCI 中明确提出对工作人员进行职责分离,系统应该设置权限角色分离。

7. 友好真实的操作过程回放

对于客户关心的操作可以回放整个相关过程,让客户可以看到真实输入及屏幕显示内容。对于远程操作实现对精细内容的检索,如执行删除表、文件命令、数据搜索等。

第二节　医院信息系统面临的数据安全风险

医院信息系统是支撑医疗体系改革的"四梁八柱"之一,是计算机技术对医院管理、临床医学、医院信息管理长期影响、渗透以及相互结合的产物,它与医院建设和医学科学技术的发展同步。然而随着医院信息化的迅猛发展,信息的高度集中使得核心数据泄密的隐患也越来越突出,在利益的驱使下非正常的"统方"(统计处方)行为、患者信息泄密行为屡有发生,各级医疗机构急需采取"教育为先、制度为主、技术为辅"的综合管理手段,多管齐下,对敏感数据进行实时监控,对违规操作进行追根溯源和智能控制,全面提升信息系统安全管理水平,有效遏制违法、违纪活动的发生。

通过对医院信息系统的"业务层面、技术层面、管理层面"的安全需求分析,有专家提出内外并重的安全解决方案(参见示意图),即:在现有的安全保障措施下,在互联网接入区增设 WEB 应用防火墙,防止来自医院外部的信息窃取;在不影响 HIS 系统、PACS 系统、EMR 系统等应用系统的前提下,在核心业务服务区增设数据库审计设备,通过对网络中的海量、无序的数据进行处理、关联分析,实时监控内部人员的越权、违规操作,防止患者信息、医院经营、财务、科研等敏感数据的外泄,构筑八大安全防线,保护院方的核心利益。

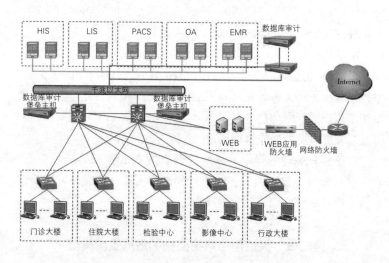

内外并重的安全解决方案示意图

1. 预防非法"统方"

医药购销领域商业贿赂给医院带来很大负面影响,非法"统方"是医药代表事实定量贿赂的主要依据,医院信息科、药剂科、信息系统开发商是提供"统方"数据的重要来源。应用数据库操作监控审计设备,对于来自 HIS 系统、EMR 系统等业务系统的所有数据库操作行为保留操作痕迹,以便在追究法律责任或医疗纠纷时可提供回溯性认定;对于来自维护人员的远程数据库操作进行实时监控,实时阻断正在发生的非法"统方"违纪、违法行为,使工作人员从技术上远离"统方"禁区。

2. 防恶意篡改

医院信息系统全面记录了患者的医疗活动,包括医嘱、病程记录、各种检查检验申请与结果、手术记录、影像、护理信息、费用信息等,信息的真实性、可靠性、保密性颇受关注。然而为满足提高医疗活动效率和质量的需求,不仅医疗机构内部多个业务系统之间存在信息的流转,同时也不可或缺的需要开放一些对外的接口,比如:医院的门户网站、患者服务平台、医疗保险接口、远程医疗咨询系统接口等,使得信息系统的安全风险剧增。部署 WEB 应用防火墙,可以实时检测异常入侵,有效识别、阻止各类应用层黑客攻击,阻断各类利用技术漏洞未授权修改综合业务、临床业务系统数据的行为,保障信息的真实性。

3. 防隐私泄密

包括病历信息在内的海量级数据信息的保密关系到医院的信誉。患者的信息如包括亲属信息、社会保障信息、既往病史、医嘱、检验申请单及检验结果等均属于绝对的个人隐私,对这些敏感信息的阅读、复制、打印均需要设置相应的权限,并有使用记录。WEB 应用防火墙的部署,可以抵御外部利用技术漏洞的数据盗用、窃取、篡改行为,数据库审计设备的部署,可以从技术上监督医疗机构管理制度的落实情况,阻止患者信息、诊疗信息、费用信息的外泄。

4. 防越权操作

各医疗机构纷纷采取"角色分离、最小授权"的安全管理制度,对系统管理员、数据库 DBA、安全管理员分别给予不同的操作权限。数据库审计设备的应用,不仅能够重点监控未通过业务系统(HIS、PACS 等)进行的数据库操作(比如:误操作数据的纠正、应用程序 BUG 引起的数据调整),同时可以依据细粒度的审计规则(如:HIS 系统中的价格数据维护,仅允许物价办公室专岗人员进行),发现越权操作行为并及时告警。

5. 防权限滥用

安全不仅是技术问题,更多的是管理问题,人的因素才是关键。利益的驱使、法律意识的淡薄,导致部分人员利用职务之便,监守自盗,为自己及他人谋利益。数据库审计设备的部署,一方面给这些不法之徒树立了警示碑,另一方面从技术上对违规操作加大了监管力度,一旦发现疑似违规操作自动告警,为及时制止违法、违规行为赢得了时间。

6. 防事后抵赖

一旦发生安全事件,攻击者或内部人员往往否认自己的操作行为。职权分离的数据库审计设备的部署,不仅满足了信息系统安全等级保护及企业内控的规范要求,同时,友好真实的操作回放功能使得攻击行为、违纪行为暴露无遗,为公安机关查处违法案件提供有力的证据。

7. 防保险欺诈

病历信息(如:法定医学证明及报告、收费收据等)在医疗事故、交通事故、社会医疗保险、伤残鉴定、遗产继承等案件诉讼中的法律作用日趋重要,这些信息若被不法分子利用,可能造成保险诈骗。通过敏感表的细粒度访问控制规则及远程操作的监控,识别未授权操作,并实时短信告警或阻断操作。

8. 防医疗纠纷

医闹事件不时见诸报端,不少患者家属认为医院的医疗鉴定不够客观,总是怀疑医院伪造、篡改病历。数据库审计设备能够公正、客观地记录所有的操作,真正实现 4W 全程审计(who 谁、when 什么时间段内、where 通过什么途径、what 对什么数据进行了哪些操作、结果如何）。一旦出现医疗纠纷,完整清晰的操作回放为医疗纠纷的快速处理提供科学依据,维护医院信誉。

第三节　数据库审计与风险控制功能

数据库审计与风险控制系统(以下简称"系统")是嵌入式数据库安全防护设备,主要特点是:"静态审计、动态审计、实时监控与防御"三位一体,解决核心数据库面临的"越权使用、权限滥用、权限盗用"等安全威胁。系统支持 Oracle、MS-SQL Server、DB2 及 Sybase 等业界主流数据库,可以帮助用户提升数据库监控的透明度,降低人工审计成本,真正实现数据库运行可视化、日常操作可监控、危险操作可阻断、所有行为可审计、安全事件可鉴定。

系统提供灵活、丰富的审计规则,精确到字段级的细粒度实时审计,快速准确的安全事件定位查询,全方位的实时操作监控与回放,超大的存储能力,可有效存储上亿条审计信息,可针对各种不同的业务需求生成不同的审计报表,支持 Word、Excel、PowerPoint、Pdf 格式的审计报表导出,满足管理者对关键部位实施最精细保护的审计需求。

系统主要的功能模块包括"静态审计、实时监控与风险控制、实时审计、双向审计、细粒度审计规则、精准的行为检索、三层关联审计、完备的审计报表、安全事件回放、审计对象管理、多形式的预警机制、系统配置管理"几个部分。

1. 实时监控与风险控制

系统可保护业界主流的数据库系统,防止受到特权滥用、已知漏洞攻击、人为失误等等的侵害。当用户与数据库进行交互时,系统会自动根据预设置的风险控制策略,结合对数据库活动的实时监控信息,进行特征检测及审计规则检测,任何尝试的攻击或违反审计规则的操作都会被检测到并实时阻断或告警。

2. 齐全的实时审计

系统基于"数据捕获→应用层数据分析→监控、审计和响应"

的模式提供各项安全功能,使得它的审计功能大大优于基于日志收集的审计系统,通过收集一系列极其丰富的审计数据,结合细粒度的审计规则、以满足对敏感信息的特殊保护需求。

数据库动态审计可以彻底摆脱数据库的黑匣子状态,提供 4W (who/when/where/what)审计数据。通过实时监测并智能地分析、还原各种数据库操作,解析数据库的登录、注销、插入、删除、存储过程的执行等操作,还原 SQL 操作语句;跟踪数据库访问过程中的所有细节,包括用户名、数据库操作类型、所访问的数据库表名、字段名、操作执行结果、数据库操作的内容取值等。

(1)全方位的数据库活动审计

实时监控来自各个层面的所有数据库活动以及活动的内容。如:来自应用程序发起的数据库操作请求、来自数据库客户端工具的操作请求、来自数据库管理人员远程登录数据库服务器产生的操作请求、操作返回的结果等。

(2)绑定变量(Bind Variable)的支持

对业务系统中绑定变量的支持可通过多个数据包中的关联,将绑业变量值转换到前 SQL 命令中组合而成。

(3)潜在危险活动重要审计

提供对 DDL 类操作、DML 类操作的重要审计功能,重要审计规则的审计要素可以包括:用户、源 IP 地址、操作时间(任意天、一天中的时间、星期中的天数、月中的天数)、使用的 SQL 操作类型(Select/Insert/Update/Delete/Truncate/Create/Drop/Rollback/Grant/Alter/Call/Logout/Login)。当某个数据库活动匹配了事先定义的重要审计规则时,一条报警将被记录以进行审计。

第四节　常见故障

系统带有强大的故障排除平台。90% 的故障都能通过这个平台进行排除问题,登陆排除平台步骤是:通过 console 线连接设备 console 口或者网线连接设备 admin 口,在成功登陆设备主页面是 用

shift+p 组合键,调出设备一键故障排错平台,输入用户名 admin 密码 dbone2010。检测项目包括:"0:一键检测"、"1:监听端口状态"、"2:镜像内容查看"、"3:服务状态检查"、"4:许可证检查"、"5:配置核对"、"6、审计情况检查"、"7:表分区检查"、"8:表检测"、"9:日志分析"、"10:同步验证"、"10:信息收集"。

故障现象
前台页面无法登陆
故障编码
DBS-ARC-00001
故障影响等级
三级
故障原因分析
网络连接问题,后台服务异常关闭
故障排除方法
Ping IP 地址,检查网线连接状况。重启后台服务
故障排除时间
5 分钟内(最短)　10 分钟(标准)
关键字描述
数据库审计　页面登录

故障现象
无审计数据入库
故障编码
DBS-ARC-00002
故障影响等级
二级
故障原因分析
配置问题
故障排除方法
1. 检查镜像数据是否正常
2. 通过排错平台第 5 步配置核对,分别检测 IP 地址、物理接口和业务主机群等相关配置是否正确

故障排除时间
5 分钟内(最短)　10 分钟(标准)
关键字描述
数据库审计　无审计数据

故障现象
10 分钟没有数据入库
故障编码
DBS-ARC-00003
故障影响等级
二级
故障原因分析
配置出错或无流量
故障排除方法
运行 "一键检测",其中绿色项目为正常,红色项目为异常,红色项目按照提示依次进行查看状态
故障排除时间
5 分钟内(最短)　10 分钟(标准)
关键字描述
数据库审计　无数据

故障现象
规则设置正确,没有告警显示
故障编码
DBS-ARC-00004
故障影响等级
一级
故障原因分析
未触发规则,是否选择了对应的 "业务主机群"
故障排除方法
1. 查看是否选择了对应的 "业务主机群"
2. 操作一条能够触发规则的操作来验证

故障排除时间
5 分钟内（最短）　10 分钟（标准）

关键字描述
数据库审计　报警

故障现象
审计页面添加条件查询不到相应记录

故障编码
DBS-ARC-00005

故障影响等级
一级

故障原因分析
全文索引未建立完成

故障排除方法
在数据量很大的情况下,数据库索引的建立会需要一点时间,通过排错平台查看"全文索引管理"中未建立索引的开始时间。稍等片刻,再次查询

故障排除时间
5 分钟内（最短）　30 分钟（标准）

关键字描述
数据库审计　查询

故障现象
系统服务停止

故障编码
DBS-ARC-00006

故障影响等级
一级

故障原因分析
探测器主引擎停止工作

故障排除方法
通过 console 线连接设备 console 口或者网线连接设备 admin 口,在成功登陆设备主页面时用 shift+p 组合键,调出

设备一键故障排错平台，输入用户名和密码，登陆排错平台后，点击"服务状态检测" - "重启"

故障排除时间

5 分钟（最短）　30 分钟（标准）

关键字描述

数据库审计　服务停止

故障现象

设备自身表损坏

故障编码

DBS-ARC-00007

故障影响等级

一级

故障原因分析

设备本身数据库表损坏

故障排除方法

通过 console 线连接设备 console 口或者网线连接设备 admin 口，在成功登陆设备主页面是 用 shift+p 组合键，调出设备一键故障排错平台，输入用户名和密码，登陆排错平台后，点击"表检测" - "自动检测" - "自动修复"

故障排除时间

5 分钟（最短）　30 分钟（标准）

关键字描述

数据库审计　表损坏

故障现象

系统不能收集审计信息

故障编码

DBS-ARC-00008

故障影响等级

一级

故障原因分析

系统问题

故障排除方法

通过 console 线连接设备 console 口或者网线连接设备 admin 口,在成功登陆设备主页面是 用 shift+p 组合键,调出设备一键故障排错平台,输入用户名和密码,登陆排错平台后,点击"信息收集" – "打包所有相关日志"–"打包下载",把收集的日志发送厂商研发处理

故障排除时间

30 分钟(最短)　4 小时(标准)

关键字描述

数据库审计　信息收集

故障现象

设备网口报警

故障编码

DBS-ARC-00009

故障影响等级

一级

故障原因分析

硬件故障

故障排除方法

通过 console 线连接设备 console 口或者网线连接设备 admin 口,在成功登陆设备主页面是 用 shift+p 组合键,调出设备一键故障排错平台,输入用户名和密码,登陆排错平台后,点击"信息收集" – "监听端口状态"–"检测",如果检测发现有红色报警,即表示网卡有问题,需要设备维修

故障排除时间

30 分钟(最短)　4 小时(标准)

关键字描述

数据库审计　网口报警

附录：医院数据库管理相关规范（SPE）

上海市卫生局、医保局等相关管理部门对医院数据库管理相关要求规范，供参考。

数据库安全要求：

数据库的安全非常重要，必须做好数据库备份，有条件的应建立在线实时的冗余数据库系统，确保当在用数据库出现故障时可以快速切换到备用数据库，使系统继续运行。

数据库的系统安全性依赖于两个层次：一是数据库管理系统本身提供的用户名、口令识别，视图、使用权限控制，审计，数据加密（对数据加密、对记录认证）等管理措施；二是应用程序设置的控制管理。虽然大型数据库管理系统有上述功能，但必须进行合理的系统配置与管理。

1. 用户分类不同类型的用户授予不同的数据管理权限。一般将权限分为三类：

（1）数据库登录权限类

具备数据库登录权限的用户才能进入数据库管理系统，才能使用数据库管理系统所提供的各类工具和实用程序。这类用户只能查阅部分数据库信息，不能改动数据库中的任何数据。

（2）资源管理权限类

具有资源管理权限的用户，除了拥有上一类的用户权限外，还有创建数据库表、索引等数据库客体的权限，可以在权限允许的范围内修改、查询数据库，还能将自己拥有的权限授予其他用户，可以申请审计。

（3）数据库管理员权限类

具有数据库管理员权限的用户将具有数据库管理的一切权限，包括访问任何用户的任何数据，授予（或回收）用户的各种权限，创建各种数据库客体，完成数据库的整库备份、装入重组以及进行全系统的审计等工作。这类用户的工作是谨慎而带全局性的工作，只有极少数用户属于这种类型。

2. 数据分类（数据视图）

同一类权限的用户，对数据库中数据管理和使用的范围又可能是不同的．为此，DBMS（数据库管理系统）提供了将数据分类的功能，即建立视图。管理员把某用户可查询的数据逻辑上归并起来，简称一个或多个视图，并赋予名称，再把该视图的查询权限授予该用户（也可以授予多个用户）。

3. 审计功能

大型 DBMS 提供的审计功能是一个十分重要的安全措施，用来监视各用户对数据库施加的动作；有两种方式的审计，即用户审计和系统审计。用户审计时，DBMS 的审计系统记下所有对自己表或视图进行访问的企图〈包括成功的和不成功的〉及每次操作的用户名、时间、操作代码等信息．这些信息一般都被记录在数据字典（系统表〉之中，利用这些信息用户可以进行审计分析。系统审计由系统管理员进行，其审计内容主要是系统一级命令以及数据库客体的使用情况。

二、数据存储安全

数据存储安全是指网络系统中存贮的信息不能因自然灾害、人为原因和设备损坏而被破坏，网络系统通过以下手段保证数据存储的安全。

1. RAID（磁盘阵列技术）

保证数据的高可靠性，保证在部分存贮介质损坏时数据不丢失。

2. 本地备份

建立完善的数据备份体系，对医院应用系统或其他重要服务器进行操作系统和重要数据的备份。采取有效的备份策略，如日备、周备、增量、差量等，实现对数据的定时备份。备份出来的数据应当保管在离线的介质上，如磁带等，在系统或数据遭到破坏或损毁时，可以从离线的存储介质上恢复系统或数据。备份工作可以由专业备份软件自动操作和人员手工操作相互结合完成。

3. 异地备份（数据分布存贮）

数据分布存贮降低了存贮风险，当某一地点数据丢失或破坏时，另一地点保存的全部或部分副本可用于恢复。

4. 快速恢复机制

数据的可靠存储的根本还是为了数据的使用，所以建立了一整套数据存储的方法后，必须明确出现故障后的快速恢复手段与方法，而且必须对该手段与方案进行阶段性检测，如灾难模拟测试等。

TER

100110111100000100100100000000101001001101
100100010000000101001001101111000010010001
101001001101111000001001000100000001010010
00000010010010000000101001001101111000001001
000000101001001101111000001001000100000001011

第四篇 桌面终端
>>>>>>>>>>>>

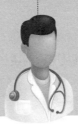

|第一章|
台式电脑(COM)

计算机系统分为硬件和软件两大部分,硬件一般分为主机和外部设备,主机是台式电脑的核心部件,而外部设备包括输入设备(如键盘、鼠标)和输出设备(如显示器、打印机)等,近来出现的一体机则将主机与输出设备集成在一起。本篇涉及的均为硬件部分。

第一节 概 述

一般电脑都是由主机、输出设备(显示器)、输入设备(键盘和鼠标)三大件组成。而主机是电脑的主体,又由主板、CPU、内存、电源、显卡、声卡、网卡、硬盘、软驱、光驱等硬件组成。

一、电脑的基本部件

1. 机箱

目前又分为大机箱(即普通的机箱)和小机箱,而一体机则将主要部件集成到显示器,省却了机箱部分。

2. 显示器

传统的 CRT 显示器已经淘汰,目前基本上均为液晶屏。

3. 键盘和鼠标

作为人机对话的工具。

4. 主板

是电脑重要部件,当前一般将显卡(输出图像至显示器)、声卡(输出声音)等集成在主板上。

5. 内存

当电脑工作时,电脑会在这里临时存储数据。

6. CPU

也称中央处理器,是电脑运算和控制的核心。

7. 硬盘

计算机用以存储各类信息的部件。

8. 电源

主要用于将外接交流电源转换为各种直流电源,供电脑的各个部件使用。

二、电脑的性能指标

当然,一台电脑的好坏要从多方面来衡量的,不能仅看其中某个或者几个性能指标。而一般评价一台电脑的好坏的性能指标有如下几种。

1. CPU 的类型和时钟频率

这是电脑最主要的性能指标,它决定了一台电脑的最基本性能,主要取决于 CPU 的型号和时钟频率。

时钟频率又称为主频,时钟频率越高,时钟周期就越短,它执行指令所需要的时间便越短,运算速度就越快。

2. 内存的容量

内存的单位以 MB 或 GB 表示,相同情况下内存容量越大,速度越快。

3. 外部设备的配置情况

外部设备通常会包含显示器、键盘、鼠标、音箱等等。

4. 运行速度

电脑的运行速度主要是由 CPU 和内存的速度所决定的。

5. 总线类型

一般来讲总线位数越多,机器性能越高。

6. 兼容性

是否具有广泛的兼容性,包括能否运行所有电脑上开发的各种应用软件和接受电脑各类扩展卡。

故障现象
在电脑软硬件没有变动的情况下运行速度变慢。
故障编码
TER-COM-00001
故障影响等级
三级
故障原因分析
CPU 风扇转速很慢或 CPU 散热器被灰尘堵住
故障排除方法
对于一些主板 CPU 散热不好,会降速运行,使电脑变很慢。若 CPU 风扇转速慢,请更换风扇或给风扇加油。若 CPU 散热器被堵,请把散热器清理干净
故障排除时间
10 分钟内(最短)　　30 分钟(标准)
关键字描述
硬件　运行速度

故障现象
无法正常开机
故障编码
TER-COM-00002
故障影响等级
三级
故障原因分析
SATA 线性能不好
故障排除方法
电脑使用时间过久导致 SATA 线老化,更换 SATA 线后电脑可以正常开机。对于组装机来说,市场上的 SATA 线良莠不齐,最好使用带有铁壳的 SATA 线,这种线较少出现问题

故障排除时间
5 分钟内（最短） 10 分钟（标准）
关键字描述
硬件 开机

故障现象
电脑开机自检后,启动提示 "NTLDR is missing, press any to restart." 重用 GHOSTXP 重装系统后,装完后问题同上
故障编码
TER-COM-00003
故障影响等级
一级
故障原因分析
该硬盘为 SATA 接口,主板上的 SATA 口与 SATA 线接触不好
故障排除方法
进 PE,拷 gho 文件重装系统后恢复正常
故障排除时间
10 分钟内（最短） 60 分钟（标准）
关键字描述
硬件 SATA 接口

故障现象
电脑经常死机
故障编码
TER-COM-00004
故障影响等级
一级
故障原因分析
1. 主板电容鼓包,造成主板供电不足 2. 如果机箱发烫,可以初步判断 CPU 过热或者南桥芯片过热导致

故障排除方法
1. 仔细观察主板,可以发现电容鼓包,更换电容后即正常。关于电容鼓包,常常是主板过热造成的,建议更换主板   2. 替换主板后恢复正常

故障排除时间
10 分钟内(最短) 30 分钟(标准)

关键字描述
硬件 频繁死机

故障现象
电脑外接的读卡器读卡无反应,键盘无反应

故障编码
TER-COM-00005

故障影响等级
三级

故障原因分析
1. 互相交换硬件,以替换法检查设备状态   2. 例如读卡器所接的 COM 扩展卡有故障,将导致无法读卡

故障排除方法
1. 寻找原因,更换相关硬件设备   2. 例如更换上述的有故障的 COM 扩展卡

故障排除时间
10 分钟内(最短) 30 分钟(标准)

关键字描述
硬件 COM 扩展卡

故障现象
电脑开机速度慢,容易蓝屏

故障编码
TER-COM-00006

故障影响等级
三级

故障原因分析
硬盘故障
故障排除方法
硬盘有故障可用自检工具,发现无法通过全部的检测则通知设备提供商更换相关部件
故障排除时间
60 分钟内(最短)　300 分钟(标准)
关键字描述
硬件　硬盘故障

故障现象
电脑经常蓝屏
故障编码
TER-COM-00007
故障影响等级
三级
故障原因分析
1. CPU 供电不足 　　2. 内存有问题
故障排除方法
1. 更换新的电源 　　2. 检查内存,更换或重装内存条,重装系统
故障排除时间
10 分钟内(最短)　30 分钟(标准)
关键字描述
硬件　蓝屏

故障现象
电脑开机时报警,黑屏,但电源灯正常
故障编码
TER-COM-00008
故障影响等级
三级

故障原因分析
1. 用排除法或互换外设来判断出问题的部件
例如键盘短路可以引起本故障现象,一般组装机可能对键盘电压不稳不会有反应,最多就是黑屏,但是 DELL 电脑会采取自动保护措施,防止电压过高,并且报警
2. 内存接触不良
故障排除方法
1. 更换出问题的部件
2. 将内存条拔下,用橡皮将金色接触口的地方擦干净,重新插上去再开机,即可以启动
故障排除时间
5 分钟内(最短) 10 分钟(标准)
关键字描述
硬件 键盘短路
硬件 内存

故障现象
个别电脑 HIS 应用程序无法启动
故障编码
TER-COM-00009
故障影响等级
三级
故障原因分析
网络连接错误
故障排除方法
检查网卡、网线等相关网络连接部件的状态
例如雷雨后雷击可能损坏网卡,将备用的独立网卡接上去则可以恢复正常使用
故障排除时间
5 分钟内(最短) 10 分钟(标准)
关键字描述
硬件 网卡

故障现象
电脑供电后该路触电保护器就跳闸

故障编码
TER-COM-00010

故障影响等级
三级

故障原因分析
机箱电源漏电

故障排除方法
检查维修电源状态
例如老旧电源中有部分电容爆浆后,虽然能使用,但是会有漏电的问题,导致比较敏感的触电保护器跳闸

故障排除时间
10 分钟内(最短) 30 分钟(标准)

关键字描述
硬件 电源漏电

故障现象
网络连接不通

故障编码
TER-COM-00011

故障影响等级
三级

故障原因分析
接线故障或水晶头接触不良

故障排除方法
一般可观察下列几个地方: 双绞线颜色和 RJ-45 接头的脚位是否相符; 线头是否顶到 RJ-45 接头顶端,若没有,该线的接触会较差,需再重新压按一次; 观察 RJ-45 侧面,金属片是否已刺入绞线之中,若没有,极可能造成线路不通; 观察双绞线外皮去掉的地方,是否使用剥线工具时切断了绞线(绞线内铜导线已断,但塑料外壳未断)

可用替换法排除网线和集线器故障,即用通信正常的电脑的网线来连接故障机,如能正常通信,显然是网线或集线器的故障,再转换集线器端口来区分到底是网线还是集线器的故障,许多时候集线器的指示灯也能提示是否是集线器故障,正常对应端口的灯应亮着

故障排除时间

10 分钟内(最短)　30 分钟(标准)

关键字描述

硬件　网络接线

故障现象

电脑操作系统找不到输入法状态栏

故障编码

TER-COM-00012

故障影响等级

三级

故障原因分析

系统设置被更改

故障排除方法

打开"我的电脑→控制面板→区域和语言选项",在"语言"标签页下的"详细信息"中,点击"设置"标签页下的"语言栏设置"按钮,选择"在桌面显示语言栏"后点击"确定"即可

故障排除时间

5 分钟内(最短)　10 分钟(标准)

关键字描述

硬件　输入法

故障现象

Windows XP 系统的电脑在复制时出现乱码

故障编码

TER-COM-00013

故障影响等级
三级

故障原因分析
系统设置被更改

故障排除方法
删除英文的美式键盘模式,添加中文键盘模式并且设置为默认值就可

故障排除时间
5 分钟内(最短)　10 分钟(标准)

关键字描述
硬件　复制时乱码

故障现象
插电即开机

故障编码
TER-COM-00014

故障影响等级
三级

故障原因分析
1. BIOS 设置错误 2. 电源或主板质量不佳也可能导致类似问题出现。ATX 主板的启动需要检测一个电容的电平信号。如果在接通电源的时候不能保证一次接通良好,就会产生一个瞬间的冲击电流,可能使电源误认为是开机信号,从而导致误开机

故障排除方法
1. 有些主板在 BIOS 设置的"Power Management Setup"中,有一个选项 "Pwron After PW-Fail",它的默认设置是"ON",将它设置为"OFF" 　　如果没有这个选项,可以把电源管理中的 ACPI 功能关闭之后再次打开。大多数主板在 BIOS 中有一个选项:即在 POWER MANAGEMENT SETUP(电源管理设置)中可以选择在意外断电后恢复通电时机器的状态,是自动开机或是保持关机状态还是保持断电前的状态。请把自动开机设为 Off 　　2. 更换损坏的电源或主板

故障排除时间
5 分钟内(最短)　10 分钟(标准)
关键字描述
硬件　开机

故障现象
经常弹出信使服务窗口
故障编码
TER-COM-00015
故障影响等级
三级
故障原因分析
控制台设置有问题
故障排除方法
这是 Windows 2000 里面自带的信使服务。打开"我的电脑",点击"控制面板",双击"管理工具"后点"服务"选项,找到 Messenger,双击打开 Messenger 属性,把启动类型设置为手动,然后点击停止按钮,最后点击确定就可以关闭这个服务了
故障排除时间
5 分钟内(最短)　10 分钟(标准)
关键字描述
硬件　信使服务

故障现象
找不到鼠标图标
故障编码
TER-COM-00016
故障影响等级
三级
故障原因分析
1. 鼠标彻底损坏
2. 鼠标与主机连接的 USB 口或 PS/2 口接触不好

3. 主板上的 USB 口或 PS/2 口损坏

故障排除方法

1. 更换新鼠标

2. 仔细接好线后，重新启动即可

3. 换一个 USB 口或更换主板

故障排除时间

5 分钟内（最短） 30 分钟（标准）

关键字描述

硬件　鼠标

故障现象

电脑正常关机后不能马上开机，需要等 10~15 分钟才能正常开机

故障编码

TER-COM-00017

故障影响等级

三级

故障原因分析

主板电容故障，主板上的电容有鼓起或者电容的性能较差，需要较长时间才能充放电

故障排除方法

更换主板后即可解决

故障排除时间

10 分钟内（最短） 30 分钟（标准）

关键字描述

硬件　主板电容

故障现象

电脑开机后出现很响的噪声，而且开机速度极慢

故障编码

TER-COM-00018

故障影响等级

三级

故障原因分析

噪声一般是风扇的声音,天气太冷的时候导致风扇里的机油凝固产生噪声。启动慢一般是由于主板的电容温度过低,需要预热

故障排除方法

保持室内温度,另外关机不切断电源,让主机保持通电,可以缓解这个问题

故障排除时间

10 分钟内(最短)　30 分钟(标准)

关键字描述

硬件　低温

故障现象

笔记本触控板失灵,触摸上去鼠标光标没有反应

故障编码

TER-COM-00019

故障影响等级

三级

故障原因分析

第三方驱动程序所致

故障排除方法

使用系统自带的驱动或不用外接鼠标

故障排除时间

10 分钟内(最短)　30 分钟(标准)

关键字描述

硬件　触摸板

故障现象

笔记本开机使用一段时间后,有嗡嗡的响声

故障编码

TER-COM-00020

故障影响等级

三级

故障原因分析

　　笔记本风扇在笔记本内部,温度比较低的时候不启动,所以一开始没有声音,之后笔记本温度上升而风扇自动启动

故障排除方法

　　给风扇清洁一下,或者加些润滑油

故障排除时间

　　10 分钟内(最短)　30 分钟(标准)

关键字描述

　　硬件　风扇

故障现象

　　U 盘读写速度慢

故障编码

　　TER-COM-00021

故障影响等级

　　三级

故障原因分析

　　USB1.1 读写速度较慢,另外 USB 延长线通常会降低 U 盘的读写速度

故障排除方法

　　给电脑安装 USB2.0 驱动,不使用 USB 延长线,直接使用 USB 接口

故障排除时间

　　5 分钟内(最短)　10 分钟(标准)

关键字描述

　　硬件　U 盘

故障现象

　　开机时,硬盘自检慢,然后听到硬盘有怪声,拔掉硬盘后,自检很快

故障编码

　　TER-COM-00022

故障影响等级
三级
故障原因分析
电源故障,电源功率不足
故障排除方法
更换电源
故障排除时间
5 分钟内(最短)　 10 分钟(标准)
关键字描述
硬件　自检

故障现象
USB 有线鼠标无法使用右键,但在其他机器上能够正常使用
故障编码
TER-COM-00023
故障影响等级
三级
故障原因分析
系统存在病毒
故障排除方法
杀毒
故障排除时间
10 分钟内(最短)　 30 分钟(标准)
关键字描述
硬件　病毒

故障现象
电脑偶有显示器不显示的状况
故障编码
TER-COM-00024
故障影响等级
三级

故障原因分析
显卡有问题
故障排除方法
将显示器的电源拔掉,过 2 分钟后,再插上电源就好
故障排除时间
2 分钟内(最短) 　10 分钟(标准)
关键字描述
硬件　显示器

故障现象
电脑时间不准确
故障编码
TER-COM-00025
故障影响等级
三级
故障原因分析
主板上的电池没有电了
故障排除方法
更换主板上的电池
故障排除时间
10 分钟内(最短) 　30 分钟(标准)
关键字描述
硬件　电脑时间

故障现象
单台电脑本地连接通,但是没有收包
故障编码
TER-COM-00026
故障影响等级
三级
故障原因分析
网卡坏

故障排除方法
通过重新禁用再启用网卡来解决硬件,故障依然存在说明网卡坏

故障排除时间
5分钟内(最短)　30分钟(标准)

关键字描述
硬件　网卡

故障现象
电脑经常死机

故障编码
TER-COM-00027

故障影响等级
三级

故障原因分析
1. 散热不良 　　2. 移动不当 　　3. 灰尘 　　4. 设备不匹配 　　5. 软硬件不兼容 　　6. 硬盘故障 　　7. CPU 超频 　　8. 硬件资源冲突 　　9. 内存容量不够 　　10. 劣质零部件 　　11. 内存条故障

故障排除方法
1. 显示器、电源和 CPU 在工作中发热量非常大,因此保持良好的通风状况非常重要,如果显示器过热将会导致色彩、图像失真甚至缩短显示器寿命。工作时间太长也会导致电源或显示器散热不畅而造成电脑死机。CPU 的散热是关系到电脑运行的稳定性的重要问题,也是散热故障发生的"重灾区"

2. 在电脑移动过程中受到较大的振动或者撞击,常常会使机器内部的器件松动,从而导致接触不良,引起电脑死机,所以移动电脑时应当注意避免剧烈振动

3. 机器内灰尘过多也会引起死机故障。如软驱磁头或光驱激光头沾染过多灰尘后,会导致读写错误,严重的会引起电脑死机

4. 如主板主频和 CPU 主频不匹配,老主板超频时将外频定得太高,就不能保证运行的稳定性,因而导致频繁死机

5. 一些特殊的软件(例如部分三维软件),可能会导致系统软硬件兼容方面的问题

6. 硬盘老化或由于使用不当造成坏道、坏扇区。这样机器在运行时就很容易发生死机。可以用专用工具软件来进行排障处理,如损坏严重则只能更换硬盘了。另外对于在不支持 UDMA 66/100 的主板,应注意 CMOS 中硬盘运行方式的设定

7. 超频提高了 CPU 的工作频率,同时,也可能使其性能变得不稳定。究其原因,CPU 在内存中存取数据的速度本来就快于内存与硬盘交换数据的速度,超频使这种矛盾更加突出,加剧了在内存或虚拟内存中找不到所需数据的情况,这样就会出现"异常错误"。让 CPU 回到正常的频率上可以解决这个问题

8. 声卡或显示卡的设置冲突,引起异常错误。另外其他设备的中断、DMA 或端口出现冲突的话,可能导致少数驱动程序产生异常,以致死机。解决的办法是以"安全模式"启动,在"控制面板"→"系统"→"设备管理"中进行适当调整。对于在驱动程序中产生异常错误的情况,可以修改注册表。选择"运行",键入"REGEDIT",进入注册表编辑器,通过选单下的"查找"功能,找到并删除与驱动程序前缀字符串相关的所有"主键"和"键值",重新启动

9. 内存容量越大越好,应不小于硬盘容量的 0.5%~1%,如出现这方面的问题,就应该换上容量尽可能大的内存条

10. 少数不法商人在给顾客组装兼容机时,使用质量低劣的板卡、内存,有的甚至出售冒牌主板和 Remark 过的 CPU、内存,这样的机器在运行时很不稳定,发生死机在所难

免。因此，用户购机时应该警惕，并可以用一些较新的工具软件测试电脑、长时间连续烤机（如72小时），以及争取尽量长的保修时间等

11. 主要是内存条松动、虚焊或内存芯片本身质量所致。应根据具体情况排除内存条接触故障,如果是内存条质量存在问题,则需更换内存才能解决问题

故障排除时间
10 分钟内（最短） 30 分钟（标准）

关键字描述
硬件 死机

故障现象
显示器抖动

故障编码
TER-COM-00028

故障影响等级
三级

故障原因分析
1. 显示器刷新频率设置得太低,电源变压器工作时会造成较大的电磁干扰,从而造成屏幕抖动 2. 劣质电源或电源设备已经老化 3. 音箱放得离显示器太近 4. 病毒导致,有些计算机病毒会扰乱屏幕显示,比如: 字符倒置、屏幕抖动、图形翻转显示等 5. 显卡接触不良

故障排除方法
1. 当显示器的刷新频率设置低于 75Hz 时,屏幕常会出现抖动、闪烁的现象,把刷新率适当调高,比如设置成高于 85Hz,屏幕抖动的现象一般不会再出现,电源变压器远离显示器和机箱 2. 许多杂牌电脑的电源所使用的元件做工、用料均很差,易造成电脑的电路不畅或供电能力跟不上,当系统繁忙时,显示器尤其会出现屏幕抖动的现象

3. 音箱的磁场效应会干扰显示器的正常工作,使显示器产生屏幕抖动和串色等磁干扰现象,将音箱搬离显示器

4. 杀毒

5. 重插显示卡后,故障可得到排除

故障排除时间

10 分钟内(最短) 30 分钟(标准)

关键字描述

硬件 显示器抖动

故障现象

键盘部分键不能输入

故障编码

TER-COM-00029

故障影响等级

三级

故障原因分析

这种故障称为键盘的"卡键",其主要原因是键帽下面的插柱位置偏移

故障排除方法

更换新键盘

故障排除时间

10 分钟内(最短) 30 分钟(标准)

关键字描述

硬件 卡键

故障现象

开机蓝屏

故障编码

TER-COM-00030

故障影响等级

三级

故障原因分析
1. 系统损坏
2. 硬盘模式不兼容，ATA 和 ACHI 不兼容
3. 内存松
故障排除方法
1. 重装系统
2. 改变硬盘模式使之兼容
3. 内存松则拔下插紧
故障排除时间
10 分钟内（最短）　30 分钟（标准）
关键字描述
硬件　蓝屏

故障现象
Windows 经常自动进入安全模式
故障编码
TER-COM-00031
故障影响等级
三级
故障原因分析
此类故障一般是由于主板与内存条不兼容或内存条质量不佳引起，常见于高频率的内存用于某些不支持此频率内存条的主板上
故障排除方法
可以尝试在 CMOS 设置内降低内存读取速度看能否解决问题，如若不行就只有更换内存条
故障排除时间
10 分钟内（最短）　30 分钟（标准）
关键字描述
硬件　安全模式

故障现象
随机性的死机

故障编码
TER-COM-00032

故障影响等级
三级

故障原因分析
此类故障一般是由于采用了几种不同芯片的内存条，由于各内存条速度不同产生一个时间差从而导致死机（还有一种可能就是内存条与主板不兼容，此类现象一般少见。另外也有可能是内存条与主板接触不良引起电脑随机性死机）

故障排除方法
可以在 CMOS 设置内降低内存速度予以解决，否则，唯有使用同型号内存

故障排除时间
10 分钟内（最短）　30 分钟（标准）

关键字描述
硬件　随机性死机

故障现象
显卡驱动程序丢失

故障编码
TER-COM-00033

故障影响等级
三级

故障原因分析
一般由于显卡质量差或者与主板不兼容所以引起

故障排除方法
更换兼容的显卡即可

故障排除时间
10 分钟内（最短）　30 分钟（标准）

关键字描述
硬件　显卡

故障现象
开机不显示

故障编码
TER-COM-00034

故障影响等级
一级

故障原因分析
1. 电源故障
2. 主板损坏造成
3. 内存条与主板内存插槽接触不良造(内存损坏或主板内存槽有问题也会造成此类故障)

故障排除方法
1. 首先看风扇是否会转,如不转,检测电源,检测电源的方法:用导线或回形针将绿的和黑的孔短接,如风扇会转,电源应该没问题,如不转则更换电源
2. 主板用久后电池漏液或其他原因导致电路板发霉,使得主板无法正常工作,对其进行彻底清洗或更换
3. 用橡皮来回擦拭其内存条金手指部位即可解决问题(不要用酒精等清洗)

故障排除时间
10 分钟内(最短)　30 分钟(标准)

关键字描述
硬件　开机

故障现象
电脑在正常使用情况下无故重启

故障编码
TER-COM-00035

故障影响等级
三级

故障原因分析
CPU 散热器出问题或者 CPU 过热,一般来说, CPU 风扇转速过低或过热只会造成电脑死机,但目前市场上大部分

主板均有CPU风扇转速过低和CPU过热保护功能，一旦检测到CPU风扇转速低于某一数值，或是CPU温度超过某一度数，电脑将自动重启

故障排除方法
开启这个功能

故障排除时间
10 分钟内（最短） 30 分钟（标准）

关键字描述
硬件 自动重启

故障现象
Windows 注册表经常无故损坏,提示要求用户恢复

故障编码
TER-COM-00036

故障影响等级
三级

故障原因分析
此类故障一般都是因为内存条质量不佳引起

故障排除方法
更换内存

故障排除时间
10 分钟内（最短） 30 分钟（标准）

关键字描述
硬件 注册表损坏

故障现象
内存加大后系统资源反而降低

故障编码
TER-COM-00037

故障影响等级
三级

故障原因分析
此类现象一般是由于主板与内存不兼容引起,常见于高频率的内存条用于某些不支持此频率的内存条的主板上
故障排除方法
可以试着在 COMS 中将内存的速度设置得低一点,或使用兼容性好的内存条
故障排除时间
10 分钟内(最短)　30 分钟(标准)
关键字描述
硬件　内存不兼容

故障现象
运行某些软件时经常出现内存不足的提示
故障编码
TER-COM-00038
故障影响等级
三级
故障原因分析
此现象一般是由于系统盘剩余空间不足造成
故障排除方法
可以删除一些无用文件,多留一些空间即可,系统盘剩余空间保持在 300M 以上为宜
故障排除时间
10 分钟内(最短)　30 分钟(标准)
关键字描述
硬件　内存不足

故障现象
鼠标能显示,但无法移动
故障编码
TER-COM-00039
故障影响等级
三级

故障原因分析

　　这种情况主要是因为鼠标里的机械定位滚动轴上积聚了过多污垢而导致传动失灵,造成滚动不灵活。光电鼠标没有这一问题

故障排除方法

　　可以打开鼠标胶球锁片,将鼠标滚动球卸下来,用干净的布蘸上中性洗涤剂对胶球进行清洗,摩擦轴等可用采用酒精进行擦洗。最好在轴心处加润滑油,将污垢清除后,问题解决

故障排除时间

　　10 分钟内(最短)　30 分钟(标准)

关键字描述

　　硬件　鼠标

|第二章|
打印机（PRT）

打印机是计算机常见的外围设备之一，也是计算机系统中除显示器之外的另一种重要的输出设备。打印机的主要任务是接收主机传送的信息，并根据主机的要求将各种文字、图形、信息、通过打印头或打印装置打印到纸上。

第一节　概　　述

一、打印机的分类

1. 按用途分类

可以把打印机分为两类，一类是通用型打印机，它可以广泛地应用于学校、机关、家庭等对打印无特殊要求的场合。另一类是专用型打印机，它的用途比较专一，比如专用于票据打印的打印机。

2. 按打印幅面分类

按打印幅面的不同可以把打印机分为窄幅打印机（只能打印 A3 以下的幅面）和宽幅打印机（可以打印 A3 及以上的幅面）两大类。

3. 按打印原理分类

可以把打印机分为针式打印机、喷墨打印机、激光打印机等几种。

二、打印机的工作原理

1. 针式打印机的工作原理

针式打印机是一种击打式打印机，它利用机械和电路驱动原理，使打印针撞击色带和打印介质，进而打印出点阵，再由点阵组成字符或图形来完成打印任务。

针式打印机结构简单、技术成熟、性价比高、消耗品费用低,但噪声很大、分辨率较低、打印针易损坏,故已从主流位置上退下来,逐渐向专用化、专业化方向发展。

针式打印机以满足用户特别打印需求著称。例如标签打印、票据与存折打印、多层穿透复写打印、蜡纸打印、连续纸打印等,在银行、保险、公安、邮电、税务、交通、医疗、商业及超市等行业中被用户广泛采用。尤其是在财务应用中,针式打印机等更具有不可替代性。

2. 喷墨打印机的工作原理

喷墨打印机,是通过将墨滴喷射到指定打印介质上来形成文字内容或图像。先由电脑生成需要输出的信号,接着再由喷墨打印机上喷嘴依照不同的打印信号,来控制打印喷头喷出需要的墨汁,如果使用的是单色喷墨打印机(通常为黑色),喷墨打印机输出的都是黑色墨迹,而对于彩色的输出信息,喷墨打印机先要将打印内容转换成黑色的灰度信息来打印,信息中的各种彩色颜色将自动转换成不同的色阶范围;而如果使用的是彩色喷墨打印机,那么打印机通常有红、黄、蓝、黑这4个色彩墨盒,根据三原色打印原理,这4种颜色可以组合成几乎所有需要的图像颜色,彩色喷墨打印机会自动根据电脑输出的彩色打印信号来及时控制各种颜色墨盒的墨水喷洒量,从而合成为彩色的图像。

喷墨打印机是一种经济型非击打式的高品质彩色打印机。喷墨打印机具有打印质量好、无噪声、可以用较低成本实现彩色打印等优点,但它的打印速度较慢,而且配套使用的墨水非常贵,故较适合于打印量小、对打印速度没有过高要求的场合使用。目前此类打印机在家庭中较为常见。

3. 激光打印机的工作原理

由计算机传来二进制数据信息,通过视频控制器转换成视频信号,再由视频接口、控制系统把视频信号转换为激光驱动信号,然后由激光扫描系统产生载有字符信息的激光束,最后由电子照相系统使激光束成像并转印到纸上。

激光打印机的感光硒鼓是一个光敏器件,有受光导通的功能。

该硒鼓表面的光导涂层在进行扫描曝光之前,会自动由充电辊充上一定量的电荷。一旦激光束通过点阵形式扫射到硒鼓表面上时,被扫描到的光点就会因曝光而自动导通,这样电荷就由导电基对地快速释放。而没有接受曝光的光点仍然保持原有的电荷大小,这样就能在感光硒鼓表面产生一幅电位差潜像,一旦产生电位差潜像的感光硒鼓旋转到装有墨粉磁辊的位置时,那些带相反电荷的墨粉就能被自动吸附到感光硒鼓表面,从而产生了墨粉图像。要是装有墨粉图像的感光硒鼓继续旋转,到达图像即将转移的装置时,事先放置好的打印纸也同时被传送到感光硒鼓和图像转移装置的中间,这个时候图像转移装置会自动在打印纸背面放出一个强电压,将感光硒鼓上的墨粉像吸附到打印纸上,然后再将装有墨粉图像的打印纸传输到高温定影装置处来进行加温、加压,以便让墨粉熔化到打印纸中,这样指定的打印内容就会显示在打印纸上。

激光打印机是近年来打印机家族的一种新产品,它以打印速度快、打印质量高、打印成本低和无任何噪声等特点逐渐成为人们购买打印机时的首选。

三、打印机的性能指标

1. 分辨率(dpi)

打印机的分辨率即每平方英寸多少个点。分辨率越高,图像就越清晰,打印质量也就是越好。一般分辨率在 360dpi 以上的打印效果才能令人满意。

2. 打印速度

打印机的打印速度是以每分钟打印多少页纸(PPM)来衡量的。打印速度在打印图像和文字时是有区别的,而且还和打印时的分辨率有关,分辨率越高,打印速度就越慢。所以衡量打印机的打印速度要进行综合评定。

3. 打印幅面

一般家用和办公用的打印机,多选择 A4 幅面的打印机,它基本上可以满足绝大部分的使用要求。

4. 色彩数目

即彩色墨盒数。色彩数目越多色彩就越丰富。

第二节　常见故障

故障现象
打印机不打印,打印任务还在

故障编码
TER-PRT-00001

故障影响等级
一级

故障原因分析
打印线性能不好

故障排除方法
更换打印线 　关于打印线,若为 USB 接口的打印机,请使用带磁环的打印线,这种线抗干扰能力较强,对于有 USB 和 IDE 两种接口的打印机,最好使用 IDE 接口的打印机线,这种打印线抗干扰能力强

故障排除时间
5 分钟内(最短)　10 分钟(标准)

关键字描述
打印机　打印线

故障现象
打印机不打印

故障编码
TER-PRT-00002

故障影响等级
一级

故障原因分析
1. BIOS 中打印端口模式设置错误
2. 打印机安装、设置不当造成的
3. 病毒造成打印机损坏、打印机端口有故障
故障排除方法
1. 在 BIOS 中,系统会自动将打印模式设置为"ECP"方式,但有些打印机并不支持 ECP 类型的打印端口信号。这时应将打印端口设置为"ECP+EPP"或"Normal"方式
2. 检查打印机是否处于联机状态,如果联机指示灯显示联机不正常,请先关掉打印机,然后再打开,重新打印文档试试
3. 检查是否存在病毒,用杀毒软件杀毒试试
故障排除时间
10 分钟内(最短)   30 分钟(标准)
关键字描述
打印机   不打印

故障现象
激光打印机输出空白纸
故障编码
TER-PRT-00003
故障影响等级
三级
故障原因分析
工作人员更换新硒鼓,没有把硒鼓上的密封胶带去掉
故障排除方法
抽掉硒鼓上的密封胶带
故障排除时间
5 分钟内(最短)   10 分钟(标准)
关键字描述
打印机   密封胶带

故障现象
针式打印机字符不清晰
故障编码
TER-PRT-00004
故障影响等级
三级
故障原因分析
打印头长时间没有清洗,脏物太多
故障排除方法
卸掉打印头上的两个固定螺钉,拿下打印头,用针或小钩清除打印头前、后夹杂的脏污,一般都是长时间积累的色带纤维等,再在打印头的后部看得见针的地方滴几滴仪表油,以清除一些脏污,不装色带空打几张纸,再装上色带,这样问题基本就可以解决
故障排除时间
10 分钟内(最短)　 30 分钟(标准)
关键字描述
打印机　打印头

故障现象
针式打印机打印时字迹一边清晰而另一边不清晰
故障编码
TER-PRT-00005
故障影响等级
三级
故障原因分析
打印头导轨与打印辊不平行,导致两者距离有远有近所致
故障排除方法
调节打印头导轨与打印辊的间距,使其平行。分别拧松打印头导轨两边的调节片,逆时针转动调节片减小间隙,把打印头导轨与打印辊调节到平行就可解决问题。不过要注意调节时调对方向,可以逐渐调节,多打印几次

故障排除时间
10 分钟内（最短）　30 分钟（标准）
关键字描述
打印机　打印头导轨

故障现象
针式打印机打印字迹偏淡
故障编码
TER-PRT-00006
故障影响等级
三级
故障原因分析
色带油墨干涸、推杆位置调得过远
故障排除方法
更换色带或调节推杆的方法来解决
故障排除时间
5 分钟内（最短）　10 分钟（标准）
关键字描述
打印机　字迹偏淡

故障现象
打印机出现乱码
故障编码
TER-PRT-00007
故障影响等级
三级
故障原因分析
1. 硬件：打印机内存不足
2. 软件：病毒导致打印异常
故障排除方法
1. 硬件：扩充打印机的内存
2. 软件：用一些常规杀毒软件杀毒

故障排除时间
10 分钟内（最短） 30 分钟（标准）

关键字描述
打印机　乱码

故障现象
打印纸输出变黑

故障编码
TER-PRT-00008

故障影响等级
三级

故障原因分析
色带脱毛、色带上油墨过多、打印头脏污、色带质量差和推杆位置调得太近等

故障排除方法
调节推杆位置，如故障不能排除，再更换色带，清洗打印头，一般即可排除故障

故障排除时间
10 分钟内（最短） 30 分钟（标准）

关键字描述
打印机　输出变黑

故障现象
共享打印机无法打印

故障编码
TER-PRT-00009

故障影响等级
一级

故障原因分析
连接打印机的主机没有开启或者驱动被破坏

故障排除方法
将接连打印机的主机开启或者将驱动重装

故障排除时间
10 分钟内(最短)　30 分钟(标准)

关键字描述
打印机　共享打印机

故障现象
卡纸

故障编码
TER-PRT-00010

故障影响等级
三级

故障原因分析
1. 检查用纸尺寸是否合适,纸张太厚、太薄,纸张潮湿或卷曲,都会产生卡纸现象 2. 铜版纸不能用于普通激光打印机

故障排除方法
放入合适的纸张

故障排除时间
10 分钟内(最短)　　30 分钟(标准)

关键字描述
打印机　卡纸

故障现象
打印件上出现局部或全部字不清楚,墨粉浓淡不匀等现象

故障编码
TER-PRT-00011

故障影响等级
三级

故障原因分析
粉盒的墨粉量不足

故障排除方法
补充墨粉

故障排除时间
10 分钟内(最短)　30 分钟(标准)

关键字描述
打印机　墨粉

故障现象
在打印件上出现黑点或黑道,并且换纸后仍出现在同一位置上

故障编码
TER-PRT-00012

故障影响等级
三级

故障原因分析
OPC 感光鼓有损伤

故障排除方法
更换硒鼓

故障排除时间
10 分钟内(最短)　30 分钟(标准)

关键字描述
打印机　硒鼓

故障现象
打印件上出现纵向条纹,换纸后还在同一位置上出现

故障编码
TER-PRT-00013

故障影响等级
三级

故障原因分析
供粉仓盒上的磁辊有损坏

故障排除方法
需更换磁辊

故障排除时间
10 分钟内(最短)　30 分钟(标准)

关键字描述
打印机　磁辊

故障现象
更换墨粉后出现文字墨色不匀或漏粉现象
故障编码
TER-PRT-00014
故障影响等级
三级
故障原因分析
多印几张后故障还是未解决要考虑
1. 墨粉是否受潮
2. 送粉仓的墨粉是否太满
故障排除方法
1. 更换墨粉
2. 减少墨粉
故障排除时间
10 分钟内（最短）　30 分钟（标准）
关键字描述
打印机　墨粉

故障现象
喷墨打印机装上新墨盒后打印不出来
故障编码
TER-PRT-00015
故障影响等级
三级
故障原因分析
此故障可能是未撕去墨盒顶部导气槽的黄色封条,墨盒内有小气泡,打印头堵塞,打印头老化或损坏所致
故障排除方法
先将黄色封条标签完全撕去,再清洗打印头 1~2 次,如不行更换打印头

故障排除时间

10 分钟内（最短） 30 分钟（标准）

关键字描述

打印机 不打印

故障现象

激光打印机在正常打印时,进纸正常,但打印后纸上没有任何信息,打印机连接电脑主机没有异常现象

故障编码

TER-PRT-00016

故障影响等级

三级

故障原因分析

因打印机连接电脑主机没有异常现象,打印机正常打印,应排除主机的故障,可初步判断是激光打印机有问题;接着检查打印机粉盒,发现粉盒正常,安装到位,接触良好,没有异常;检查打印机硒鼓,发现硒鼓表面上有文档信息的墨粉痕迹,可确定打印机显影阶段没有故障,初步判定问题出在排版信息从感光鼓向纸转移阶段;检查转印电极组件上的电极丝,发现电极丝并无断开,但在电极丝的前后左右有大量的漏粉,由此判断故障原因是大量的带电漏粉致使电极丝无法发生正常的电晕放电,或发生的电晕放电电压过低,无法把带负电的显影墨粉吸到纸上,造成纸上无打印文档信息

故障排除方法

用棉花蘸少量甲基乙基酮,在关机状态下,轻轻擦除转印电极组件上电极丝周围的碳粉,再用棉花蘸少量酒精重新擦试一遍,等酒精挥发干净后,再开机使用,故障排除

故障排除时间

10 分钟内（最短） 30 分钟（标准）

关键字描述

打印机 未打印

故障现象
激光打印机开机后,进入自检/预热状态,电源指示灯亮,而"Read/Wait"指示灯不亮,打印机不能工作,而有时"Read/Wait"指示灯又正常,打印机也能正常工作
故障编码
TER-PRT-00017
故障影响等级
三级
故障原因分析
"Read/Wait"指示灯时好时坏,打印机有时工作有时不工作,应排除控制主板的故障;初步判定是打印机预热过程可能有问题;打印机的预热过程是在定影部位,只有达到一定的温度才能使打印机正常工作,因此故障可能出现在定影附件上,把定影器组件从打印机中取出,去掉两侧的塑料盖,打开前面的挡板,发现热敏电容和电阻上都有很多纸屑,灰尘和烤焦的废物,这些杂质妨碍了热敏部件的温控作用
故障排除方法
用棉花蘸少许酒精,轻轻把测温元件上的废物擦掉,再用棉花擦干净,按原样装在定影附件上,然后,将定影附件安装在打印机上,试机打印机工作正常,故障排除
故障排除时间
30分钟内(最短) 60分钟(标准)
关键字描述
打印机 热敏部件

故障现象
打印时墨迹稀少,字迹无法辨认
故障编码
TER-PRT-00018
故障影响等级
三级

故障原因分析

　　该故障多数是由于打印机长期未用或其他原因,造成墨水输送系统障碍或喷头堵塞

故障排除方法

　　如果喷头堵塞得不是很厉害,那么直接执行打印机上的清洗操作即可。如果多次清洗后仍没有效果,则可以拿下墨盒(对于墨盒喷嘴非一体的打印机,需要拿下喷嘴,仔细检查),把喷嘴放在温水中浸泡一会,注意,一定不要把电路板部分也浸在水中,用吸水纸吸走沾有的水滴,装上后再清洗几次喷嘴就可以了

故障排除时间

　　10 分钟内(最短)　　30 分钟(标准)

关键字描述

　　打印机　　喷头堵塞

故障现象

　　打印时打印机的行走小车错位碰头

故障编码

　　TER-PRT-00019

故障影响等级

　　三级

故障原因分析

　　喷墨打印机行走小车的轨道是由两只粉末合金铜套与一根圆钢轴的精密结合来滑动完成的。虽然行走小车上设计安装有一片含油的毡垫以补充轴上润滑油,但因环境中到处都有灰尘,时间一久,会因空气的氧化,灰尘的破坏使轴表面的润滑油老化而失效,这时如果继续使用打印机,就会因轴与铜套的摩擦力增大而造成小车行走错位,直至碰撞车头造成无法使用

故障排除方法

　　应立即关闭打印机电源,用手将未回位的小车推回停车位。找一小块海绵或毡,放在缝纫机油里浸泡,用镊子夹住在主轴上来回擦。最好是将主轴拆下来,洗净后上油,这样的效果最好

1010010011011110000010010001000000010100100110111100000100100010000000101001001101111000000
0100100010000000101001001101111000001001000100000001010010011011110000010010001000000010100
0010011011110000010010001000000010100100110111100000100100010000000101001001001001
0111100000100100010000000101001001101111
000010010001000000

故障排除时间
30 分钟内(最短) 60 分钟(标准)

关键字描述
打印机 行走小车

故障现象
打印文档时,打印不完全

故障编码
TER-PRT-00020

故障影响等级
三级

故障原因分析
此类故障一般由软件引起打印接口设置异常

故障排除方法
更改打印接口设置即可。单击"开始 →设置 → 控制面板 → 系统 → 设备管理 →端口 →打印机端口 → 驱动程序 →更改驱动程序 → 显示所有设备",将"ECP 打印端口"改成"打印机端口"单击"确定"

故障排除时间
10 分钟内(最短) 30 分钟(标准)

关键字描述
打印机 端口设置

故障现象
打印机无法打印大的文件

故障编码
TER-PRT-00021

故障影响等级
三级

故障原因分析
这种情况在激光打印机中发生的较多,这种问题主要是软件故障,与硬盘上的剩余空间有关

故障排除方法

　　首先清空回收站,然后再删除硬盘无用的文件释放硬盘空间,故障排除

故障排除时间

　　10 分钟内(最短)　30 分钟(标准)

关键字描述

　　打印机　大文件

故障现象

　　文件前面的页面能够打印,但后面的页面会丢失内容,而分页打印时又正常

故障编码

　　TER-PRT-00022

故障影响等级

　　三级

故障原因分析

　　可能是该文件的页面描述信息量较大,造成打印内存不足

故障排除方法

　　添加打印机的内存,故障排除

故障排除时间

　　30 分钟内(最短)　60 分钟(标准)

关键字描述

　　打印机　内存

|第三章|

扫描枪（SCN）

第一节 概 述

一、设备概述

扫描枪作为光学、机械、电子、软件应用等技术紧密结合的科技产品,是继键盘和鼠标之后的第三代主要的电脑输入设备。扫描枪自 20 世纪 80 年代诞生之后,得到了迅猛的发展和广泛的应用,从最直接的图片、照片、胶片到各类图纸图形,以及文稿资料都可以用扫描枪输入到计算机中,进而实现对这些图像信息的处理、管理、使用、存储或输出。目前在检验科、护士站等的大量应用,提高了工作效率,减少了差错。

二、设备功能

1. 患者检验、检查信息通过扫描枪扫描进系统。

利用扫描枪把患者的检查、检验相关条码扫描进系统减少了输入错误的概率,保证了患者的数据准确安全。

2. 领取报告。

通过扫描领取检验、检查报告快速又准确。

3. 患者身份识别,以腕带形式使用。

4. 输液与给药应用,补液及包药机药袋给药核对等。

三、设备特点及日常使用注意事项

单线激光条形码扫描仪一般既可以将其拿在手中扫描,也可以将其放在支座中扫描,两种工作方式同样有效。

扫描枪属于精密仪器,用户需小心对待、使用,不可敲击摔打,防尘镜片的表面不得有指纹、灰尘、污垢或划伤,否则将影响扫描精度和速度。清洁时用软性抹布蘸取非腐蚀性清洁剂或酒精棉轻轻擦拭其防尘镜片和外壳表面,不得用纸巾随意擦拭。

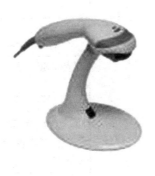

在给扫描器上电时,请连接好数据传输线,再接通电源;断电时,请先断开电源,再拆下数据传输线,避免由于操作不当而损坏产品。

第二节　常见问题

故障现象
新安装的扫描枪无法扫出条码
故障编码
TER-SCN-00001
故障影响等级
一级
故障原因分析
初始设置问题
故障排除方法
通过扫描枪设置手册进行设置后方可正常读出条码
故障排除时间
15 分钟
关键字描述
扫描枪　初始设置

故障现象
在用的扫描枪无法扫出条码

故障编码
TER-SCN-00002
故障影响等级
一级
故障原因分析
1. 数据线与电脑端是否有连接错误   2. 条码不符合规范，例如缺少必需的空白区，条和空的对比度过低，条和空的宽窄比例不合适
故障排除方法
1. 通常出错的情况是把扫描枪的接口插在鼠标上，重新插回到键盘上即可   2. 重新打印条码或更换打印纸
故障排除时间
20 分钟
关键字描述
扫描枪 无条码

故障现象
扫描枪扫出的条码不全
故障编码
TER-SCN-00003
故障影响等级
一级
故障原因分析
1. 检查条码是否存在缺陷   2. 检查连接线是否连好
故障排除方法
1. 更换条码重新扫描   2. 关掉扫描器，再打开，通过扫描枪设置手册重新设置后重新使用
故障排除时间
20 分钟

00010100100110111100000100100010000000101001001101111000001001000100000001

关键字描述
扫描枪　条码不全

故障现象
指示灯异常,扫描枪不读
故障编码
TER-SCN-00004
故障影响等级
一级
故障原因分析
硬件故障
故障排除方法
更换备机,坏机请专业扫描枪公司维修
故障排除时间
10 个工作日
关键字描述
扫描枪　指示灯异常

故障现象
有异常声音
故障编码
TER-SCN-00005
故障影响等级
一级
故障原因分析
硬件故障
故障排除方法
更换备机,坏机请专业扫描枪公司维修
故障排除时间
10 个工作日
关键字描述
扫描枪　声音异常

第四篇
桌面终端(TER) 227

故障现象	
	没有激光线或光线变成一点
故障编码	
	TER-SCN-00006
故障影响等级	
	一级
故障原因分析	
	硬件故障
故障排除方法	
	更换备机,坏机请专业扫描枪公司维修
故障排除时间	
	10 个工作日
关键字描述	
	扫描枪　光线异常

故障现象	
	识别码差、反应速度很慢
故障编码	
	TER-SCN-00007
故障影响等级	
	一级
故障原因分析	
	硬件故障
故障排除方法	
	更换备机,坏机请专业扫描枪公司维修
故障排除时间	
	10 个工作日
关键字描述	
	扫描枪　识码异常

故障现象	
	新安装的扫描枪扫出的位数前后多 1 位或少 1 位

故障编码
TER-SCN-00008
故障影响等级
一级
故障原因分析
初始设置问题
故障排除方法
通过扫描枪设置手册进行设置后方可正常读出条码
故障排除时间
30 分钟
关键字描述
扫描枪 位数异常

故障现象
扫描枪没电
故障编码
TER-SCN-00009
故障影响等级
一级
故障原因分析
Pc 机 ps2 端口连接设备太多造成供电不足
故障排除方法
更换其他设备
故障排除时间
15 分钟
关键字描述
扫描枪 无电

故障现象
不能扫描进系统
故障编码
TER-SCN-00010

1010010011011110000010010010010000001010010010011011110000010010001000000010100100110111100000
010010001000000001010010010011011110000010010001000000010100100110111100000100100010000000101
001001101111000001001000100000001010010010011011110000010010001000000010100100
01111000001001000100000001010010011011
00001001000100000

故障影响等级	
一级	
故障原因分析	
输入框开启了中文输入	
故障排除方法	
关闭输入法	
故障排除时间	
15 分钟	
关键字描述	
扫描枪　输入法	

NET

第五篇 网络 >>>>>>>>>>>>

|第一章|

概　述

医院网络基础平台是信息化建设的基石，一般来讲，医院的网络系统要求能够确保医院的正常运行，包括以下几个方面：

1. 网络处理能力满足业务峰值需求。

2. 网络主核心设备采用双机冗余方式。

3. 按照部门职能或者所属区域划分子网，进行控制。

4. 业务系统网络和其他网络进行隔离控制。

5. 在网络边界上设置防火墙控制机制。

6. 按照业务优先级别，保证重要应用的带宽。

7. 在互联网进出口，进行必要的数据审计。

8. 网络设备管理实现可视化和自动化。

9. 使用加密方式处理异地之间的内部数据传输。

10. 局域网内网实行 MAC 地址和端口绑定，以便对软件操作能够溯源到客户端。

网络在日常系统运行中出现的问题影响会较大，对网络设备各种系统的稳定性需求是最高需求，也是最根本的需求。

|第二章|
常 见 故 障

故障现象
局部信息点用户不能接入网络,断断续续出现故障;无法正常使用各业务系统
故障编码
NET–PDS–00001
故障等级
二级
故障原因分析
客户端私接 HUB 环路导致或者 IDF 跳线导致
故障排除方法
拔掉 HUB 上或交换机上致环的网线,交换机可正常转发数据,网络恢复正常 　　拓扑示意:

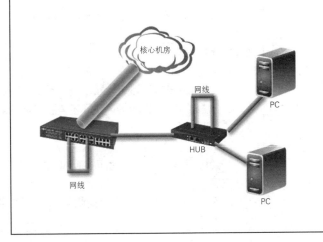

核心机房

网线

PC

HUB

网线

PC

010100100110111100000100100010000000101001001101111000001001000100000001010010011011110000
010010001000000010100100110111100000100100010000000101001001101111000001001000100000001010010011011110000
00100110111100000100100010000000101001001101111000001001000100000010100100
0111100000100100010000000101001001101111
0000010010001000000

<table>
<tr><td>维护建议：
1. 为防止下面客户端私接 HUB 等设备，若确有需要必须得到信息管理部门书面同意
2. 接入设备时（尤其需要接入到内网）需要信息管理部门在现场协助，接入设备后应及时做好记录工作</td></tr>
</table>

故障排除时间

15 分钟

关键字描述

网络　私接 HUB

故障现象

客户端出现无法连接业务系统，但是到网关可以 ping 通；一般影响仅本网段

故障编码

NET-PDS-00002

故障等级

二级

故障原因分析

典型 ARP 网关欺骗，由于局域网的网络流通不是根据 IP 地址进行，而是按照 MAC 地址进行传输。所以，那个伪造出来的 MAC 地址在 A 上被改变成一个不存在的 MAC 地址，这样就会造成网络不通，导致 A 不能 Ping 通 C！这是一个简单的 ARP 欺骗

故障排除方法

方法一：

1. 用"arp -d"可以删除 arp 缓存表里的所有内容

2. 用"arp -s"可以手动在 arp 表中制定 ip 地址与 MAC 地址的对应关系

方法二：

1. 通过查看本机 ARP 对应的 MAC 地址表，记录 MAC 地址信息

2. 在核心交换机上逐级查找此 MAC 对应的接入端口信息

3. 隔离设备,网络即可恢复正常

拓扑示意:

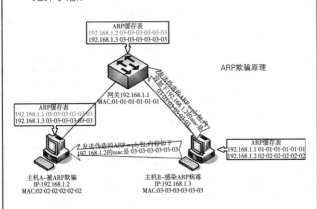

维护建议:

1. ARP 病毒的传播途径较多,有效控制客户端电脑的 USB 等接入设备,从传播源头断绝病毒的侵入

2. 及时更新杀毒软件,防止病毒传播及扩散,保护网络的健康

故障排除时间

20 分钟

关键字描述

网络　ARP 欺骗

故障现象

新增 VLAN 地址段,客户端端口已划入本 VLAN,但无法 PING 通网关

故障编码

NET–PDS–00003

故障等级

三级

故障原因分析

网络中 VLAN 修剪开启,无法透传新增 VLAN 信息

故障排除方法

在 VLAN 修剪端口允许新增 VLAN 信息,配置命令:

Switch（config-if）# switchport trunk allowed vlan add **

拓扑示意:

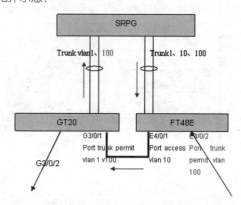

故障排除时间

10 分钟

关键字描述

网络　VLAN 修剪

故障现象

局部用户不能接入网络,或者网络时断时续,导致业务无法正常进行

故障编码

NET-PDS-00004

故障等级

二级

故障原因分析

局域网内有用户中毒,大量发包,致使网络瘫痪

故障排除方法

通过 SHOW INTERFACE COUNTER 查看交换机端口流量,关闭流量异常的端口,如:

Interface：GigabitEthernet 0/22

5 minutes input rate：	88599385 bits/sec，87745 packets/sec
5 minutes output rate：	6348 bits/sec，7 packets/sec
InOctets：	131251062236
InUcastPkts：	21848350
InMulticastPkts：	121454265
InBroadcastPkts：	796250261
OutOctets：	8888471179
OutUcastPkts：	21814522
OutMulticastPkts：	9498222
OutBroadcastPkts：	18910283
Undersize packets：	0
Oversize packets：	0
collisions：	0
Fragments：	0
Jabbers：	0
CRC alignment errors：	16
AlignmentErrors：	0
FCSErrors：	16

dropped packet events（due to lack of resources）：149310578

　　发现22号端口流量异常，在该端口下使用SHUTDOWN命令关闭该端口后，网络恢复正常

　　维护建议：

　　定时更新杀毒软件，防止病毒传播及扩散，保证网络系统的健康

故障排除时间

　　15分钟

关键字描述

　　网络　病毒

故障现象

　　某楼宇用户不能接入网络，其他楼宇用户业务正常

故障编码

　　NET-PDS-00005

故障等级
二级

故障原因分析
汇聚设备与核心设备间链路老化,导致网络连接中断

故障排除方法
查看故障区域用户网络连接状态,连接正常。如

```
本地连接
速度: 100.0 Mbps
状态: 已连接上
11:26
```

但无法 Ping 通网关,从用户端逐段检查链路,发现汇聚端至核心端间链路发生故障,更换互联线路后,网络恢复正常 维护建议: 定期检查院内网络系统链路情况,确保链路质量符合业务需求。此外,设备互联的模块及模块所使用的端口老化同样会导致网络连接中断。这些互联端点在维护检查时需重点关注

故障排除时间
15 分钟

关键字描述
网络 链路故障

故障现象
某楼宇用户不能接入网络,其他楼宇用户业务正常

故障编码
NET-PDS-00006

故障等级
二级

故障原因分析
设备超过使用年限,部件老化,致使网络瘫痪

故障排除方法
从无法上网的用户 PC 访问其网关,通过 Ping 核心交换机的上面的该楼宇网关,无法 Ping 通。如:

```
C:\Windows\system32\cmd.exe

Microsoft Windows [版本 6.1.7600]
版权所有 (c) 2009 Microsoft Corporation。保留所有权利。

C:\Users\Archer>ping 10.40.31.3

正在 Ping 10.40.31.3 具有 32 字节的数据:
请求超时。
请求超时。
请求超时。
请求超时。

10.40.31.3 的 Ping 统计信息:
    数据包: 已发送 = 4, 已接收 = 0, 丢失 = 4 (100% 丢失),

C:\Users\Archer>
```

1. 检查核心交换机运行状态, 查看路由表和设备状态一起正常, 从核心交换机访问各业务资源均正常。初步判断为故障区域楼宇汇聚交换机故障

2. 远程登录, 无法连接。本地通过 console 口登录, 通过 show cpu 查看设备状态, CPU 利用率较高, 检查设备配置发现设备配置不完整

```
         CPU Using Rate Information
CPU utilization in five seconds: 89%
CPU utilization in one minute  : 90%
CPU utilization in five minutes: 88%
```

3. 重新配置相关命令, 重启设备, 网络恢复
维护建议:
设备超长期工作导致电子元器件老化, 设备硬件工作不稳定, 引起了设备配置文件丢失, 网络中断。另外网络设备的老化同时也会带来网络整体性能的下降
对于超过使用年限的网络设备须提高检查力度, 并更换已不能满足业务需求的设备, 提高医院网络的稳定性

故障排除时间
15 分钟

关键字描述
网络　设备老化

故障现象
医院从科技网迁入电信网以后, 医院邮箱服务器无法正常收发邮件, 发送的邮箱全部保存入草稿中

故障编码
NET–PDS–00007
故障分析
DNS 的解析地址配置错误
故障排除方法

    1. 管理员登录服务器,重新配置后故障解决

    要想成功部署 DNS 服务,在运行 Windows Serve 2003 的计算机中必须拥有一个静态 IP 地址,只有这样才能让 DNS 客户端定位 DNS 服务器。另外如果希望该 DNS 服务器能够解析 Internet 上的域名,还需保证该 DNS 服务器能正常连接至 Internet

    2. 安装 DNS 服务器

    默认情况下 Windows Server 2003 系统中没有安装 DNS 服务器,首先需要安装 DNS 服务器

    第 1 步,依次单击 "开始、管理工具、配置您的服务器向导",在打开的向导页中依次单击 "下一步" 按钮。配置向导自动检测所有网络连接的设置情况,若没有发现问题则进入 "服务器角色" 向导页

    第 2 步,在 "服务器角色" 列表中单击 "DNS 服务器" 选项,并单击 "下一步" 按钮。打开 "选择总结" 向导页,如果列表中出现 "安装 DNS 服务器" 和 "运行配置 DNS 服务器向导来配置 DNS",则直接单击 "下一步" 按钮。否则单击 "上一步" 按钮重新配置

    第 3 步,向导开始安装 DNS 服务器,并且可能会提示插入 Windows Server 2003 的安装光盘或指定安装源文件

    3. 创建域名

    利用向导成功创建了 "shdsyy.com" 区域,可是内部用户还不能使用这个名称来访问内部站点,因为它还不是一个合格的域名。接着还需要在其基础上创建指向不同主机的域名才能提供域名解析服务。例如创建一个用以访问 Web 站点的域名 "www.shdsyy.com",具体操作步骤如下:

    第 1 步,依次单击 "开始" → "管理工具" → "DNS" 菜单命令,打开 "dnsmagt" 控制台窗口

第 2 步，在左窗格中依次展开 "ServerName" → "正向查找区域" 目录。然后用鼠标右键单击 "shdsyy.com" 区域，执行快捷菜单中的 "新建主机" 命令

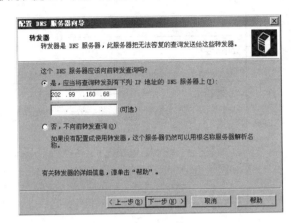

第 3 步，打开 "新建主机" 对话框，在 "名称" 编辑框中键入一个能代表该主机所提供服务的名称。在 "IP 地址" 编辑框中键入该主机的 IP 地址，单击 "添加主机" 按钮。很快就会提示已经成功创建了主机记录

最后单击 "完成" 按钮结束创建

4. 设置 DNS 客户端

尽管 DNS 服务器已经创建成供，并且创建了合适的域名，可是如果在客户机的浏览器中却无法使用 "www.shdsyy.com" 这样的域名访问网站。这是因为虽然已经有了 DNS 服务器，但客户机并不知道 DNS 服务器在哪里，因此不能识别用户输入的域名。用户必须手动设置 DNS 服务器的 IP 地址才行。在客户机 "Internet 协议（TCP/IP）属性" 对话框中的 "首选 DNS 服务器" 编辑框中设置刚刚部署的 DNS 服务器的 IP 地址

然后再次使用域名访问网站，可以正常访问

故障排除时间

1 个小时

关键字描述

网络　DNS 配置

故障现象
机房内一台服务器网络不通

故障编码

NET-PDS-00008

故障等级

二级

故障分析

　　网线在过槽时,触碰尖锐物体,在为其他服务器跳线时,造成网线破损

　　在机房建设中,电源线和网络线的布设非常重要。以下是医院机房网络布线的一些经验:

　　1. 机房装修与机房布线尽量找相同公司,便于协调与统一,例如机房的保洁、机房的设计装修等

　　2. 找具有机房装修经验的公司,可以去实际查看项目现场以了解其技术水平及实力

　　3. 装修机房前,最好请咨询师来看现场并提出建议方案,再根据内部需求进行修改,定下方案

　　4. 弱电、强电要分开

　　5. 订购设备型号时,最好先看过样品,以防有偏差

　　设计细节:

　　1. 网络布线柜建议采用专业的网络柜,网络柜的设计主要建议两个方案:一个网络柜中,一个配线架配一个交换机,一对一对架设。或配线架独立一个网络柜,交换机独立一个网络柜,通过跳线跳通

　　2. 机房的防静电地板质量要好,承载能力要强,最少能承受 700 千克的重量

　　3. 天花板做好防尘,做好气体消防,墙壁做好防湿,涂料质量要好,地板做好承重,做钢架方式,地面做好防静电,做好防雷。建筑防雷与机房机器防雷的要求不同

　　4. 网线走线有两种方式:走地板,那么走线槽高度要够,最少要求高度为 30~40 厘米,为布线做好准备。或走机柜上空,做好走线架

两种方式,各自决定了配线架的位置,空调的位置,防尘的方式,散热的方式个人建议采用空调下送风,避免空调滴水问题

5. 考虑到维护的可能性及可行性,网线不建议按业务网分开,建议按机柜分开,一个机柜一束网线,做好数字排序,按照数字排序在网络柜端进行在配线架上的分配

6. 网线走线槽、架的设计:走线槽要够宽高大,转弯位置不能为直角,需为弯角转弯,网线走位尽量避免交叉,设计线槽时要考虑线的走位。服务器机柜线槽与网络柜机柜线槽设计上必然不同,因为要汇总

7. 机柜下方的三相插座及防水插座等,应尽量设置在所在服务器机柜的前方一格,网络机柜的必须在前方一格。机柜下的开孔处,必须考虑承重,开孔位置在该承重板的前方位置,便于抽线

8. 各个方位要多设置三相插座,有备无患

9. 多个网络柜时,必须设置一个专门的配线架进行网络柜之间的互联,可以为以后的网络设置及维护提供必要的支持

10. 网络柜的配线架装置与服务器柜配线架装置不同,网络柜配线架在前,服务器机柜配线架在后,因此网线的长度不同

11. 机房墙壁防湿防尘要做好

故障解决

通过比对机房配线架表,更换网线,故障解决

故障排除时间

30 分钟

关键字描述

网络 网线破损

故障现象

某科室搬入新办公地点,发现其中有两个口发生互相干扰

故障编码

NET-PDS-00009

故障等级

二级

故障分析

新手没有按照规定使用合格的跳线,同时手法也不熟练导致接线故障

工程的质量取决于规划、施工方与院方的协调,院方的监督协调工作尤为重要,以下是施工中总结的经验与教训

1. 第一步是到达现场进行方案的确认,针对设计方案、材料预估、施工时间上有出入的环节与施工方及院领导进行汇报和协调,特别是使用材料及施工时间

2. 施工材料到货后,需要进行核对,比如配线架的大小、交换机的型号及口数、路由器的型号等,避免发生货物更换,核对后进行验收和清点,明确货物接收

3. 明确方案后需安排施工进度、施工人员,一般布线可多人员进行;配线架安装一个机柜最多 2 人,1 人理线、1 人安装,需要熟手,避免返工;通过仪器进行测试最多 2 人。每天施工完毕后整理垃圾,保持现场的清洁及简明

4. 布线中,网线长度要留有余地,需考虑到机柜的可移动性、网线的走线长度、配线架上的使用长度和消耗长度,在此基础上预长 2~4 米

5. 网线在网络柜端的长度要适当,不可过长,考虑到网络柜的无法移动及布线的方便

6. 布线时一边布线一边理线,这样可增加工作的效率

7. 机柜跳线理线时需从配线架端理起,理线时注意保持线序的一致,要做好标签

8. 为交换机接跳线时,每个口都接满,有其他应用的网口则再添加,避免事后添加

9. 要求施工方将施工材料管理好,安排好放置位置、工具清单、垃圾安放处理方式,使用消耗性材料时按工程进度从仓库提取与使用,比如配线架、跳线、扎带等,不可一次性提取放置,使用过程中做好登记,明确每一种材料的使用

10. 跳线的标签有专门的圆圈组合标签用

故障解决

现场排查,由工程师重新布线后解决

故障排除时间

2 个小时

关键字描述

网络　接线

故障现象

某科室一台电脑网络连接时断时续,一位工程师降低网速后,可以工作,但速度明显降低

故障编码

NET-PDS-00010

故障等级

二级

故障分析

由于电脑采用的是千兆网口,网线用的不是六类线导致的故障

随着时代的发展,网络布线的技术和要求也越来越高,网络速率的发展也日新月异,千兆到桌面也越来越普及,甚至于普通家庭用户也开始普及千兆到户。医院部分科室实现了千兆到桌面的工程,传输效率得到了保障

根据 IEEE 802.3 工作组制定的千兆以太网标准,千兆位以太网(1000 Mbps)和以太网(10Mbps)采用相同的帧格式、全双工操作和流量控制。在半双工模式中,千兆位以太网也采用相同的 CSMA/CD 基本原理。相关布线的标准分为 IEEE 802.3z 和 IEEE 802.3ab 两种

千兆铜缆链路是在原百兆基础上的改进,由原来的 4 芯传输变成了 8 芯传输。由于所有的芯线都要传输信号,所以对双绞线的质量要求很高。否则即使达到千兆,也会因为传输过程中的误码太多而严重影响其性能。能达到千兆标准的除了光纤,就只有六类线(CAT-6)

六类线可提供高于超五类线 2.5 倍的带宽及在 100MHz 时高于超五类线 300% 的 PSACR 值,能够全方位满足不断增长的未来数据和视频应用的要求

故障解决

网络管理员经过排查发现,更换网线后问题解决

故障排除时间

20 分钟

关键字描述

网络　六类线

故障现象

某科室一段时间内多个网络口不通

故障编码

NET-PDS-00011

故障等级

二级

故障分析

使用劣质网线导致的故障

网络布线的采购在整个网络布线中,占有举足轻重的作用,一次好的采购能够为整个施工带来基础的保障,采购时应该检查设备规格参数、性能是否达到设计要求

故障解决

更换网线

故障排除时间

2 个星期

关键字描述

网络　网线质量

故障现象

某科室搬入新的办公区域时缺少网口

故障编码

NET-PDS-00012

故障等级
二级

故障分析

经过比对详细的施工图纸和双方的再次交流,发现是忽略了需求导致布线时少布网口

在网络布线项目中,良好的管理监督制度能保证工程质量和后期的维护,以下是在实施中的经验与教训总结

1. 建立良好的交接制度

甲方验收乙方所购设备的两种方式:施工中验收和竣工时统一验收,建议同时采用两种方式。乙方进设备后交给甲方,并提供产品规格说明书、合格证书、产地等,以便甲方验收;施工过程中用到的设备由乙方向甲方领取。这样可以使甲方有效地控制线材、设备数量,并间接掌握施工的进度

2. 形成良好的沟通渠道

在领导、工程监理、施工人员之间形成良好的沟通网络。工程一般都是由甲方提出需求,乙方进行设计,甲方领导确认,乙方召集的施工人员负责实施。沟通盲区一般在甲方和施工人员之间产生。由于施工人员直接受乙方监理指挥,所以乙方监理和施工人员的一点错误理解将导致工程的错误施工。例如甲方要求壁挂机柜在楼梯间侧面墙壁,乙方监理在传达时错误地理解为线路从弱电井进设备间,结果施工中网线长度预留不够,造成了重新布线的后果。一般采用以下方法:第一,甲方与乙方监理多沟通;第二,甲方不仅要与乙方监理沟通,还要在施工现场与施工人员进行直接沟通;第三,在施工前要求乙方提供施工图纸,由甲、乙方共同商讨决定好的施工图纸交给施工人员,能减少施工期间的纠纷

3. 保存详尽的施工记录

保存详尽的施工记录,不仅可以很方便地掌握工程进度,而且也是用来约束、督促乙方尽快施工的有效手段。施工记录上一般有这样的内容:按照日期记录每天工程的进度、发生的问题及最终故障排除方法,涉及施工变更的需要及时通知乙方负责人和具体施工人员,变更施工图纸

4. 提供完备的竣工图表

施工完成后，搜集整理后期维护需要用到的图表非常重要。一般来说，网络施工最终形成的资料有：合同正本、合同附件（含施工方案、设备报价单、施工图纸）、网络测试报告、机柜理线表、网络拓扑结构图等。这些文档作为建设发展的资料是不能丢失的，有时这些文档还作为财务审计的最主要的证据。施工图上不仅要标明设备的位置，还要含有具体的线路

故障解决
补充布线解决用户需求

故障排除时间
4 个小时

关键字描述
网络　布线

故障现象
某科室一根新铺设的网线无法正常使用

故障编码
NET-PDS-00013

故障等级
二级

故障分析
经过排查，该线缆使用了不符合工艺标准的六类线，长距离传输，信号无法正常传输

由于医院信息系统的飞速发展，各部门对综合布线系统性能要求也越来越高，网络的带宽随之相应增加。综合布线系统用数字电缆也不断更新换代，六类布线技术凭借其 250MHz 的带宽满足了今天的大部分的应用，它代表了非屏蔽对绞线和屏蔽对绞线（为总屏蔽对绞线）所能支持的最高带宽能力。然而局域网的功能仍在快速扩展，带宽可以高达 600MHz 的七类电缆（总屏蔽加上线对屏蔽）迎合了网络日新月异的发展，将可能会是未来应用的主体

为了给网络应用提供更加畅通的通路，较高的抗噪性，高带宽、大数据量、传输距离远、抗干扰能力强是基本的要求，六类布线系统以其 250MHz 的带宽、不同的制造工艺和布线结构满足了这一要求

六类数字电缆有骨架式和非骨架式两种结构

骨架式六类数字电缆，节距设计合理的 4 对线对，通过在电缆中心设计塑料十字骨架来稳定 4 个线对的相对位置，并使线对间相互隔离，电缆的近端串音和远端串音达到一个最佳效果，同时减少了串音干扰，提高了传输质量，保证了电气性能的稳定可靠。绝缘仍用实心 HDPE，铜线直径、绝缘外径为 0.57/1.02（毫米）。六类缆绞对必须退扭才能满足电气性能的要求，一般绞对的退扭率控制在 30%~50%，其特性阻抗值会大为改善。成缆同样需要退扭，退扭率在 50%~100%，可大大改善其传输性能。提高电缆的制造精度和一致性可保证回波损耗满足要求。通过增加导线直径和选择优良的绝缘材料可以改善电缆的衰减性能

非骨架式六类数字电缆没有骨架固定，其 4 对线位置较易受外力作用而相对改变，影响到成品电缆的串音衰减性能，造成电气性能不如骨架式稳定，因此设计电缆时，要考虑各项指标应有较大的裕度，这种结构的电缆对绞及成缆节距比骨架式结构小，以保证结构的稳定性，达到较高的串音衰减，目前采用这种结构的布线厂商多用零退扭绞对机，产品同样能符合六类布线系统的电气性能要求

近年来，万兆以太网的建设方兴未艾，能在高速环境下传输高频信号的七类屏蔽电缆显出了勃勃生机，成为铜缆传输万兆以太网主要媒介。它支持高传输数率的应用，可提供高于 600MHz 的带宽，最高带宽可达 1.2GHz，能够在一个信道上支持包括数据、多媒体、宽带视频等多种应用，线对分别屏蔽，可降低射频干扰，有极高的安全性

七类屏蔽电缆采用物理发泡皮－泡－皮绝缘形式，可减小电缆外径并降低电容，衰减也随之降低，导线直径、绝缘外径为 0.58/1.45（毫米），每对线都使用金属屏蔽，绞对屏蔽形式为铝箔纵包，由于金属屏蔽层的超肤效应及反射和吸收作用，可消除线对之间的串音并可消除和减少环境的电气干

扰，提高电磁兼容性。缆芯也采用金属屏蔽，缆芯屏蔽形式采用铝箔纵包或铜线编织，可降低转移阻抗，消除或减少环境的电磁干扰，使电缆结构和传输参数稳定。由于采用了双屏蔽结构，线对间抗串扰能力大为提高，所以对绞采用大节距，节距差可以较小，这样既可以减小电缆变形，又可以降低时延和时延差。与六类数字电缆相同，绞对同样需要退扭，退扭率为30%~50%，这样可改善因单线偏心或线径不均匀而造成的阻抗波动等，使传输性能更加稳定。七类屏蔽电缆成缆也需要退扭，退扭率在50%~100%，可防止绞对线因受到扭力变形而引起的传输性能劣化

了解这两类新型电缆的特性,对于布线使用相应的电缆,既能节约成本,又能达到最理想的效果,对于网络管理员是相当重要的

故障解决

重新布线,问题解决

故障排除时间

3个小时

关键字描述

网络　线缆类型

故障现象

防火墙频繁故障,死机

故障编码

NET-PDS-00014

故障等级

二级

故障分析

原防火墙已经到达使用年限,是以频繁出现故障,已经应该报废

硬件防火墙的功能强大与否直接决定着内网运行以及相关应用的稳定。没有最好的设备,只有最适合的,因此对于硬件防火墙来说并不是越贵越好,功能越全越好。在购买

硬件防火墙前除了要针对多个方面进行考虑外，硬件防火墙自身的管理功能也需要考虑在内。只有将强大管理功能以及良好的管理界面整合到硬件防火墙自身中，才能够让用户配置更加得心应手，让硬件防火墙可以更好地为企业网络服务。基本的管理功能主要有以下几点

1. 提供安全、友好、易用，可扩展式的全中文的 Web 管理界面，提供 Telnet、SSH、HTTP、HTTPS、SNMP v1/v2c 管理方式

2. 支持带宽管理功能：支持带宽的保证、限制和优先级的功能，支持上下行方向分别控制

3. 支持对 BT/eMule/ 迅雷等 P2P 软件的控制，支持对 MSN/QQ 等 IM 即时通讯软件的合理控制

在选购硬件防火墙时需要考虑以下几个资质问题：软件著作权登记证、公安部销售许可证、国家信息安全测评认证、军用信息安全产品认证以及国家保密局涉秘信息系统检测证书等

除了硬件防火墙自身的硬件功能外，针对硬件防火墙的软件和参数进行合理设置，这样才能够建立一套安全稳定的内网系统

故障解决
　　更换防火墙

故障排除时间
　　2 个星期

关键字描述
　　网络　防火墙

故障现象
　　某科室多台机器出现网络传输失败或速度不正常

故障编码
　　NET-PDS-00015

故障等级
　　二级

故障分析

多台机器感染蠕虫病毒所致

网络安全一直以来都是医院网络的头等大事,一旦用户终端感染蠕虫病毒,就会严重消耗带宽和交换机资源,甚至造成网络瘫痪,这一现象在 Slammer 和冲击波事件中早已屡见不鲜。如何定位和分析源头,成为网管员必须具备的能力

利用抓包工具,可以经常捕获到大流量的异常报文,它们一方面消耗网络带宽,另一方面消耗网络设备的资源,影响网络的正常运行

单播类异常报文:单播流量大多数是发送给网关,网关设备根据路由表对这些报文做出转发或丢弃处理。对私有 IP 地址,公网三层交换机或路由器会自动丢弃单播流量。如果用户已经获得一个公网 IP 地址,这些单播流量就会被转发出去,进而影响更大范围的网络。以冲击波病毒为例,中毒主机只要监测到网络可用,就会启动一个攻击传播线程,不断随机生成攻击地址进行攻击。在冲击波发作严重的阶段,网络速度明显变慢,一些接入层交换机和一些小型路由器甚至崩溃,核心三层交换机的 CPU 利用率达到 100%,运营商不得不采取屏蔽 ICMP 报文的办法加以应对

广播类异常报文:广播是实现某些协议的必要方式。广播报文会发送给特定网段内的所有主机,每台主机都会对收到的报文进行处理,做出回应或丢弃的决定,其结果是既消耗网络带宽又影响主机性能。利用端口隔离技术,用户可以限制广播报文只发往上行端口,这样可以减小对本网段链路和主机的影响,但无法解决对汇聚层和核心层设备造成的影响。如果在汇聚或核心设备上将多个小区划在一个VLAN内,广播类流量就会通过上层设备返回到其他小区,进而继续占用这些小区的链路带宽并影响主机性能,这种配置方法在当前宽带网络中广泛存在

组播类异常报文:组播类信息本来只服务于网络内的部分用户,其目的地址是网络内申请加入组播组的主机。一些主机并没有申请加入组播组,这些组播报文本不应该转发给这些主机,但是事实上这些主机还是收到了组播信息。是

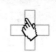

什么原因导致组播报文转发给没有申请加入的主机呢?原来,为了实现组播,二层交换机使用GMRP组播注册协议或IGMP Snooping协议来维护一个动态组播表,然后把组播报文转发给与该组播组成员相关的端口,以实现在VLAN内的二层组播,如果没有运行IGMP Snooping,组播报文将在二层广播,这就是导致组播泛滥的原因

随着医院信息应用的逐渐复杂,组播技术将会得到更广泛地应用,那时组播类异常流量不仅会出现在网络的第二层,而且还会路由到整个组播树。加上视频类信息流量较大,很难区分正常流量和不正常流量。因而对组播进行控制也就更加困难了

总之,局域网内的应用存在被病毒利用的可能性,如果不有效限制异常流量,就会对网络带宽以及网络设备造成资源消耗。因此,为面向用户的二层交换机增加智能,把问题隔离在最小的范围内,就显得尤为重要

故障解决

杀毒解决

故障排除时间

8个小时

关键字描述

网络　病毒

故障现象

某科室一台自带电脑接入无法接入内网

故障编码

NET-PDS-00016

故障等级

二级

故障分析

由于是非内网电脑,因此不被允许接入内网,策略无误

交换机的安全配置对于医院信息系统的安全防护来说,是第一道防线,它的正确与否,事关整个医院信息安全的保障和业务的顺利开展。作为医院网管必须熟悉和掌握相应的安全规则

L2~L4 层过滤：现在的新型交换机大都可以通过建立规则的方式来实现各种过滤需求。规则设置有两种模式，一种是 MAC 模式，可根据用户需要依据源 MAC 或目的 MAC 有效实现数据的隔离，另一种是 IP 模式，可以通过源 IP、目的 IP、协议、源应用端口及目的应用端口过滤数据封包；建立的规则必须附加到相应的接收或传送端口上，当交换机此端口接收或转发数据时，根据过滤规则来过滤封包，决定是转发还是丢弃。另外，交换机通过硬件"逻辑与非门"对过滤规则进行逻辑运算，实现过滤规则确定，完全不影响数据转发速率

802.1X 基于端口的访问控制：为了阻止非法用户对局域网的接入，保障网络的安全性，基于端口的访问控制协议 802.1X 无论在有线 LAN 或无线 WLAN 中都得到了广泛应用。例如新一代交换机产品不仅仅支持 802.1X 的 Local、RADIUS 验证方式，而且支持 802.1X 的 Dynamic VLAN 的接入，即在 VLAN 和 802.1X 的基础上，持有某用户账号的用户无论在网络内的何处接入，都会超越原有 802.1Q 下基于端口 VLAN 的限制，始终接入与此账号指定的 VLAN 组内，这一功能不仅为网络内的移动用户对资源的应用提供了灵活便利，同时又保障了网络资源应用的安全性；另外交换机支持 802.1X 的 Guest VLAN 功能，即在 802.1X 的应用中，如果端口指定了 Guest VLAN 项，此端口下的接入用户如果认证失败或根本无用户账号的话，会成为 Guest VLAN 组的成员，可以享用此组内的相应网络资源，这一种功能同样可为网络应用的某一些群体开放最低限度的资源，并为整个网络提供了一个最外围的接入安全

流量控制（traffic control）：交换机的流量控制可以预防因为广播数据包、组播数据包及因目的地址错误的单播数据包数据流量过大造成交换机带宽的异常负荷，并可提高系统的整体效能，保持网络安全稳定的运行

SNMP v3：安全网管 SNMP v3 提出全新的体系结构，将各版本的 SNMP 标准集中到一起，进而加强网管安全性。SNMP v3 建议的安全模型是基于用户的安全模型，即 USM。USM 对网管消息进行加密和认证是基于用户进行的，

具体地说就是用什么协议和密钥进行加密和认证均由用户名称（userNmae）权威引擎标识符（EngineID）来决定（推荐加密协议CBCDES，认证协议HMAC-MD5-96 和 HMAC-SHA-96），通过认证、加密和时限提供数据完整性、数据源认证、数据保密和消息时限服务，从而有效防止非授权用户对管理信息的修改、伪装和窃听

SSH: 通过 Telnet 的远程网络管理,由于 Telnet 服务有一个致命的弱点——它以明文的方式传输用户名及口令,所以,很容易被别有用心的人窃取口令,受到攻击,但采用 SSH 进行通讯时,用户名及口令均进行了加密,有效防止了对口令的窃听,便于网管人员进行远程的安全网络管理

Syslog: 交换机的 Syslog 日志功能可以将系统错误、系统配置、状态变化、状态定期报告、系统退出等用户设定的期望信息传送给日志服务器,网管人员依据这些信息掌握设备的运行状况,及早发现问题,及时进行配置设定和排障,保障网络安全稳定地运行

Watchdog: Watchdog 通过设定一个计时器,如果设定的时间间隔内计时器没有重启,则生成一个内在 CPU 重启指令,使设备重新启动,这一功能可使交换机在紧急故障或意外情况下时可智能自动重启,保障网络的运行

双映像文件: 一些最新的交换机还具备双映像文件。这一功能保护设备在异常情况下(固件升级失败等)仍然可正常启动运行。文件系统分 majoy 和 mirror 两部分进行保存,如果一个文件系统损害或中断,另外一个文件系统会将其重写,如果两个文件系统都损害,则设备会清除两个文件系统并重写为出厂时默认设置,确保系统安全启动运行

故障解决

无需修复

故障排除时间

5 分钟

关键字描述

网络　安全配置

故障现象
某科室一台笔记本无法接入无线网络

故障编码
NET-PDS-00017

故障等级
二级

故障分析

　经排查为无线接入的认证密码错误所致

　无线网络对于医院的支持不再是遥不可及,移动查房,手持 PDA 补液支持,员工无线考勤都已经或即将变成可能,当然,无线网络系统如果没有采取适当的安全措施,可能引发严重的安全问题。事实上,绝大多数 AP 已经在他们的服务协议中禁止用户和其他非授权人共享联网服务。一个不安全的无线网络可能造成服务丢失或是被利用来对网络发起攻击。为了避免类似的一些无线网络安全漏洞,需要医院网络管理员使用无线加密协议

　无线加密协议(WEP)是无线网络上信息加密的一种标准方法。现在出产的无线路由器几乎都向用户提供加密数据的选择,妥善使用此功能就可以避免信息(包括口令等)被人截获。不过 Wi-Fi 保护访问技术(WPA 和 WPA2)要比 WEP 协议更加强健,因此在保障无线通信安全方面作用更大

　使用 MAC 地址过滤:在正常情况下,无线路由器和访问点都拥有防止未知的无线设备连接到网络的能力。这种功能是通过比较试图连接到路由器的设备 MAC 地址和路由器所保存设备的 MAC 地址而实现的。不过在路由器出厂时这种特性通常是关闭的,通过启用这种特性,并且只添加本单位合法无线设备的 MAC 地址到路由器,就可以防止他人盗用网络连接,从而提升安全性

　但不要完全依赖这条措施,使用 MAC 地址过滤并不是对付克隆 MAC 地址的黑客们的终极措施,但应当采用这项措施来减少网络风险

设置安全口令：为无线网络访问设置一个口令至关重要。选择一个强口令有助于无线网络的安全，但不要使用伴随无线路由器的默认口令，也不要使用可从字典上轻易查出的单词或家人的生日等作为口令

监视网络入侵者：管理员应当一直监视网络活动，并跟踪其趋势。管理员对恶意的黑客活动了解得越多，就越容易找到应对策略。网管员应当收集有关扫描和访问企图的日志，并利用现有的大量统计数字生成工具，以便于将这些日志变为更有用的信息。还要设置日志服务器，使其在发现确实有恶意活动发生时能够向管理员发送警告或短信提示

改变服务集标识符：服务集标识符（SSID）是无线接入的身份标识符，用户用它来建立与接入点之间的连接。这个身份标识符是由通信设备制造商设置的，并且每个厂商都用自己的缺省值。例如，3COM 的设备都用 "101"。因此，知道这些标识符的黑客可以很容易不经过授权就享受你的无线服务因此建议给每个无线接入点设置一个唯一并且难以推测的 SSID

禁止 SSID 广播：如果可能的话，还应该禁止 SSID 向外广播。这样，无线网络就不能够通过广播的方式来吸纳更多用户，这并不代表网络不可用，只是不会出现在可使用网络的名单中

禁用或修改 SNMP 设置：如果无线接入点支持 SNMP，那么可以禁用或者修改默认的公共和私有的标识符。否则黑客将可以利用 SNMP 获取关于网络的重要信息

故障解决

输入正确密码，问题解决

故障排除时间

10 分钟

关键字描述

网络　无线安全

WLA

第六篇 无线应用

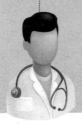

>>>>>>>>>>>

|第一章|
概　　述

　　"无线数字医疗"是以信息技术支持医疗卫生服务及管理全过程的医疗卫生行业信息化的整体解决方案。嵌入式移动"无线数字医疗"协同平台则是采用移动通信技术、按需嵌入的方式支持"无线数字医疗"的解决方案。

　　"无线数字医疗"的特征是数据采集标准化、信息存储数字化、信息传输网络化、信息应用平台化、医疗服务电子化、管理程序规范化、知识支持系统化、决策支持科学化，"无线数字医疗"涉及医疗、公共卫生、药品供应、医疗保障、卫生管理等各个领域信息化，而医疗机构、社区卫生服务机构提供的医疗与公共卫生服务的信息化是卫生信息化的基础，也是"无线数字医疗"建设的基础。

　　无线医疗主要包含了移动医生工作站、移动护士工作站、医疗业务协同、医疗质量及安全警示、医疗业务实时信息查询等系统。

第二章

无线系统（ACP）

第一节　概　　述

一、主要特点

无线数字医疗应用解决方案，通过整合现有系统（HIS、LIS、RIS、PACS等）融合优化医院业务流程，整合医院原有信息系统的基础上进行无线延伸。常见的应用有床边查房并开立医嘱、执行医嘱、调用各种检查和检验（包括病理、心电图等报告）、核对医嘱。

实现了医嘱执行的全程跟踪，患者的用药安全系数也相应得到了提升。

1. 提升医疗监管

逐步透明化的医疗监管：无线医疗加强了医疗监管，明确了医疗责任，提高了医疗质量，降低或避免了医疗责任事故的发生。

2. 提高医疗效率

无线医疗能够保障医疗服务的及时有效处理，使医护人员无论身处何地，只要网络连通，就可以依据提示的任务信息及时的作出响应，提升了工作效率。

二、常用设备

1. 安装有相关软件的无线上网笔记本，通过连入内网能达到和台式机一样的功能，还能实现台式机没有的床边开医嘱等功能。

2. 智能手机在覆盖有信号的地方能随时随地办公。

3. 个人数字助理（PDA）：常用以来执行医嘱、核对医嘱、体温等。

第二节 常 见 故 障

由于无线信道特有的性质,使得无线网络连接具有不稳定性,大大影响了服务质量,这也是无线医疗系统尚未能完全普及的一个重要原因。

故障现象
无信号
故障编码
WLA-ACP-00001
故障影响等级
一级
故障原因分析
1. AP 坏
2. 天线有问题
3. 未自动切换
4. AP 假死
故障排除方法
1. AP 损坏,更换 AP
2. 天线损坏,更换天线
3. 重新配置笔记本或 PDA,重连
4. 重启 AP
故障排除时间
1. 半个工作日到 1 个工作日(有配件的前提)
2. 半个工作日到 1 个工作日(有配件的前提)
3. 20 分钟
4. 20 分钟
关键字描述
无线医疗　无信号

故障现象
无法进入业务系统

故障编码
WLA-ACP-00002
故障影响等级
一级
故障原因分析
1. 连接到了不正确的网络
2. 服务没启动或报错
故障排除方法
1. 系统服务器问题
2. 重连
故障排除时间
1. 30 分钟
2. 15 分钟
关键字描述
无线医疗　连接

故障现象
医生办公室网速慢
故障编码
WLA-ACP-00003
故障影响等级
一级
故障原因分析
1. AP 坏
2. 干扰
3. 天线接触不良或损坏
故障排除方法
1. 连接到的是其他楼层的 AP,故信号不好造成网速慢,调整各 AP 重新连接
2. 重启 AP 后恢复
3. 排除干扰源,更换信道
4. 重新布线安装更换

故障排除时间
1. 重新连接 20 分钟,调整各 AP 半个工作日到 1 个工作日
2. 20 分钟
3. 半个工作日到 1 个工作日
4. 半个工作日到 1 个工作日

关键字描述
无线医疗   速度慢

故障现象
部分区域无线信号差
故障编码
WLA-ACP-00004
故障影响等级
一级
故障原因分析
1. AP 坏
2. 干扰
3. 天线有问题
故障排除方法
通过逐个排查,找出故障区域对应 AP,重启后恢复
故障排除时间
半个工作日
关键字描述
无线医疗   无线信号

故障现象
无法上网
故障编码
WLA-ACP-00005
故障影响等级
一级

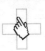

故障原因分析
1. AP 坏
2. 干扰
3. 天线有问题
4. 未自动切换
5. 设备问题
故障排除方法
重启笔记本或 PDA,更换损坏的设备
故障排除时间
30 分钟
关键字描述
无线医疗　网络连通

故障现象
断开网络后无法连接
故障编码
WLA-ACP-00006
故障影响等级
一级
故障原因分析
信号强度不够
故障排除方法
重新配置 AP
故障排除时间
半个工作日
关键字描述
无线医疗　信号强度

故障现象
PDA 上无业务软件
故障编码
WLA-ACP-00007

故障影响等级
一级
故障原因分析
机器电力耗尽后业务软件丢失
故障排除方法
重装业务软件
故障排除时间
20 分钟
关键字描述
无线医疗　业务软件丢失

故障现象
PDA 不能启动业务软件
故障编码
WLA-ACP-00008
故障影响等级
一级
故障原因分析
1. 未连接网络
2. 网络选择错误
3. 网络连接设置错误
4. 本机版本号错误
5. 服务器版本号错误
6. 服务器上服务未启动
故障排除方法
1. 连接网络
2. 选择正确网络
3. 设置正确连接
4. 更新软件版本号
5. 重装软件
6. 重启服务
故障排除时间
5 到 30 分钟

关键字描述

　　无线医疗　应用启动

故障现象

　　PDA 业务软件速度慢

故障编码

　　WLA-ACP-00009

故障影响等级

　　一级

故障原因分析

　　在操作的时候正在切换 AP

故障排除方法

　　等待切换完成即可,无需干预

故障排除时间

　　小于 2 秒

关键字描述

　　无线医疗　暂时缓慢

故障现象

　　手机上收不到患者危机值

故障编码

　　WLA-ACP-00010

故障影响等级

　　一级

故障原因分析

　　网络设置被更改

故障排除方法

　　正确配置网络

故障排除时间

　　10 分钟

关键字描述

　　无线医疗　网络设置

故障现象
收到非本科室患者的危机值
故障编码
WLA-ACP-00011
故障影响等级
一级
故障原因分析
床位医生没设置正确
故障排除方法
修改床位医生
故障排除时间
5 分钟
关键字描述
无线医疗　医生设置

故障现象
电脑端未收到患者危机值
故障编码
WLA-ACP-00012
故障影响等级
一级
故障原因分析
1. 重复登陆
2. 床位医生未配置正确
3. 仪器端电脑未安装相应程序
故障排除方法
1. 做相应控制
2. 设置正确的床位医生
3. 安装程序
故障排除时间
5 到 30 分钟
关键字描述
无线医疗　接受危机值

0001010010011011110000010010001000000010100100110111100
0001001000100000001

故障现象
手机上不能启动软件
故障编码
WLA-ACP-00013
故障影响等级
一级
故障原因分析
1. 网络未设置正确
2. 存贮空间太小
3. 服务器上服务未启动
故障排除方法
1. 配置网络
2. 增加存储空间
3. 启动服务
故障排除时间
10~30 分钟
关键字描述
无线医疗　应用启动

故障现象
手机上无程序图标
故障编码
WLA-ACP-00014
故障影响等级
一级
故障原因分析
被删除
故障排除方法
1. 增加快捷方式
2. 重装程序
故障排除时间
5~30 分钟

关键字描述
无线医疗　程序图标

故障现象
笔记本等无法切换回正确网络
故障编码
WLA–ACP–00015
故障影响等级
一级
故障原因分析
系统、无线配置程序、驱动等问题
故障排除方法
重启计算机
故障排除时间
30 分钟
关键字描述
无线医疗　网络切换

故障现象
手机上启动软件报错
故障编码
WLA–ACP–00016
故障影响等级
一级
故障原因分析
1. 存贮空间太小
2. 服务器上服务未启动
3. 手机问题
故障排除方法
重启手机
故障排除时间
10~30 分钟
关键字描述
无线医疗　手机启动

|第三章|
移动终端(DEV)

　　PDA 是 Personal Digital Assistant 的缩写,字面意思是"个人数字助理"。这种手持移动终端目前集中了计算、电话、传真和网络等多种功能,可以用手写输入或语音输入。在移动医疗业务中得到了普遍使用。

第一节　概　　述

　　在数字化医院,建立移动医护工作站,利用无线传输技术,医生、护士和其他医疗工作人员在权限许可的条件下,只要在网络覆盖范围内,无论何时何地都能够使用移动终端对患者的医疗信息进行记录、调用、更新和存储。将患者信息从工作站带到了病床旁。

　　常见的应用有床边开立医嘱、执行医嘱、核对医嘱、入院宣教、身份核对。实现了医嘱执行的全程跟踪,可以说,在整个移动医护工作流程中,移动终端 PDA 起到了至关重要的作用。

　　目前市场常用的 PDA 有摩托罗拉 MC 系列、惠普公司的 IPAQ 系列、华硕公司的 Mypal 系列等。PDA 目前所使用操作系统主要有 Palm OS, Windows CE 和 EPOC。

　　一般移动医疗使用的 PDA 均为工业级掌上电脑,集成有无线网卡和条形码扫描头,具备扫描、摄影、摄像等多种

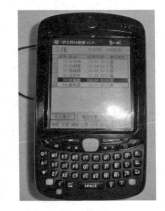

功能,具有键盘输入和专用笔输入两种方式,体积小重量轻,方便护士携带。坚固耐用、可承受 1.5 米左右的高度跌落。机身表面耐刮擦,可直接用酒精擦拭消毒,符合医院的卫生需求。同时具有多种高级数据采集以及灵活的语言和数据通信功能,能轻松与无线局域网实现同步。设备外观见下图(摩托罗拉 MC55)。

第二节 设 备 功 能

一、用药、输血前进行身份核对并记录

对患者输血、用药、查房等执行医疗操作前都可以利用手持终端扫描患者腕带或患者身份卡,进行身份确认,以免产生差错。

1 利用手持终端,给药,治疗错误发生概率明显减少

传统给药方式在药房发药后,护士必须将药物逐个倒出核对后分别按时间摆放好,发药时又必须再次核对,才能发药,发药后还要签名,有时会导致给药与签名时间存在误差,记录的可靠性将受影响。PDA 发药避免了给药和记录的时间差,做到实时记录。只要核对药物种类后,发药者就可直接扫描患者手腕带与药袋即可,若有药物匹配错误 PDA 会有信息提示,同时给予报警声音。

2 利用条码核对,保证了患者治疗安全

医疗服务执行者通过扫描患者腕带和药物及检验标本条形码、血袋条码、病理标本等实现三查七对,如两者相匹配即电子化确认了该条医嘱的实际执行人和真正的执行时间。整个操作过程简单省时,与服务器数据双向同步,杜绝了护理差错。打印出来的输液卡和瓶签字迹清楚,避免了因手工抄写时字迹不清和药物配伍禁忌所带来的不安全因素,如药物剂量不清而配错药、患者姓名书写不清而叫错名等现象。护士差错事故、护患纠纷、护士遭到投诉次数比使用前明显减少。

二、信息采集

采用无线手持终端,保证了护理数据采集、护理任务管理、监控

的实时性,充分体现了无线医疗的优势。护士可以利用手持终端,直接在患者床边采集患者体温,脉搏,血压信息,甚至可以利用手持终端进行入院宣教等工作。

第三节　常　见　故　障

由于 PDA 设备在使用过程中不可避免会遇到一些故障。并且由于设备掉电等可能引发一些软件故障,对于这些常见故障这里提供一些处理的方法供参考。

故障现象
下载了相应的汉化包后无法正常汉化操作系统
故障编码
WLA–DEV–00001
故障影响等级
一级
故障原因分析
一般的 PDA 出厂默认是英文操作系统。在国内医院应用一般都需要进行汉化。每个类型的机器都提供相应的汉化包,汉化包不一致,导致无法进行汉化
故障排除方法
下载相应的汉化包,或者向厂家、代理商咨询
故障排除时间估计(PDA 汉化包已安装的前提下)
5 分钟内(最短)　10 分钟(标准)
关键字描述
PDA　汉化

故障现象
汉化操作系统时,总是中途失败,无法正常完成整个安装过程
故障编码
WLA–DEV–00002

故障影响等级
三级
故障原因分析
PDA 进行操作系统安装时,必须使用外部电源进行供电
故障排除方法
汉化操作系统时,将 PDA 连接到电源插座,利用外部电源进行供电,便可解决此问题
故障排除时间
5 分钟内(最短)　15 分钟(标准)
关键字描述
PDA　汉化时供电

故障现象
PDA 程序在运行的过程中出现死机
故障编码
WLA-DEV-00003
故障影响等级
三级
故障原因分析
程序运行资源消耗过大,或者网络不稳定导致
故障排除方法
可以结束进程。操作步骤如下:开始——设置——系统——任务管理器 选中要结束的进程结束任务即可
故障排除时间估计(此时所在区域无线网络正常的前提下)
5 分钟内(最短)　15 分钟(标准)
关键字描述
PDA　死机

故障现象
PDA 程序运行较慢时查看 PDA 资源消耗
故障编码
WLA-DEV-00004

故障影响等级
三级
故障原因分析
程序运行过程中 CPU、内存资源消耗过大
故障排除方法
可以按操作步骤查看进程的资源消耗情况：开始——>设置——>系统——>任务管理器 即可浏览所有的进程情况
故障排除时间估计（此时所在区域无线网络正常的前提下）
3 分钟内（最短）　5 分钟（标准）
关键字描述
PDA　资源查询

故障现象
PDA 扫描有些条码扫得出，但是响应比较慢
故障编码
WLA-DEV-00005
故障影响等级
一级
故障原因分析
最为可能的原因是区域内内容比较多，条码比较浓密，导致扫描枪识别效率低
故障排除方法
设计条码时精简条码内容，使单位面积内的条码内容减少，识别效率将有显著提高。一般而言，若条形码卷标的范围很小但是所打印的条形码内容又无法减少时，较高分辨率的条形码打印机是较佳的选择，可考虑使用 300D.P.I 或是 600D.P.I 分辨率的条形码打印机
故障排除时间
5 分钟内（最短）　10 分钟（标准）
关键字描述
PDA　条码识别

0010010010000000010100100110111110000100100010000000101001001101111000010010001000000010
1001001101111000001001000100000000101001001101111000010010001000000010100100
101111000001001000100000000101001001101111
000001001000100000

故障现象
扫描条码时比较费力,不容易识别,需要调整方向
故障编码
WLA-DEV-00006
故障影响等级
三级
故障原因分析
PDA 扫描枪具有较强的方向感和区域感。扫描时要特别注意扫描光束的位置
故障排除方法
扫描枪垂直正对条码,枪头与条码垂直,平均距离一般在 10cm 左右,识别率最高
故障排除时间估计(前提条件为:标签本身无损坏,条码单平整)
1 分钟内(最短) 2 分钟(标准)
关键字描述
PDA 扫描方向

故障现象
PDA 的扫描头不能进行扫描
故障编码
WLA-DEV-00007
故障影响等级
三级
故障原因分析
设备不小心落地撞击后可能导致扫描头出现故障
故障排除方法
重新启动设备看是否能够扫描,不能扫描的话可能是扫描器硬件出现了故障,请咨询厂家技术人员或者送到厂家返修
解决时间估计(前提为 PDA 经重启后,扫描头硬件部件无损坏)
2 分钟内(最短) 5 分钟(标准)
关键字描述
PDA 扫描故障

故障现象
PDA 显示时间不正确
故障编码   WLA-DEV-00008
故障影响等级   三级
故障原因分析   没有正确设置时间
故障排除方法   调整系统的时间,特别要注意时区的选择
故障排除时间估计(前提是操作人员对 PDA 的功能设置比较熟练,找到设置时间的界面)   2 分钟内(最短) 5 分钟(标准)
关键字描述   PDA   时间设置

故障现象
PDA 屏幕上无法实现右键的相关操作
故障编码   WLA-DEV-00009
故障影响等级   一级
故障原因分析   PDA 中无右键设置
故障排除方法   点中某个位置长时间不放即相当于鼠标右键
故障排除时间估计(前提是操作人员对 PDA 的使用,已有一定的经验)   2 分钟内(最短) 5 分钟(标准)
关键字描述   PDA   右键

故障现象
开机白屏进不了系统或者无法开机：开机时停止在白屏状态,进不了系统。屏幕没有任何显示或者屏幕无任何显示,只是电源灯一闪

故障编码
WLA-DEV-00010

故障影响等级
三级

故障原因分析
电源电量不足或者硬件故障

故障排除方法
换一块电量充足的电池或者在外接电状态下开机即可正常进去系统   如果以上操作无效可以尝试卸掉电池板再安装进行冷重启。仍无效可以尝试刷新操作系统。仍然无效须返厂维修

故障排除时间估计(前提是操作人员对 PDA 的使用,已有一定的经验,且非电池板硬件损坏)
5 分钟内(最短)   10 分钟(标准)

关键字描述
PDA   开机白屏

故障现象
PDA 无声音或者声音很小

故障编码
WLA-DEV-00011

故障影响等级
三级

故障原因分析

1. PDA 音频故障
    2. 进行了静音设置
    3. 音量调整的很低

故障排除方法
1. 重新安装操作系统,无法解决请返修

2. 取消机器的静音设置

3. 调整音量键至最大

故障排除时间估计(前提是操作人员对 PDA 的使用,已有一定的经验)

3 分钟内(最短) 10 分钟(标准)

关键字描述

PDA 声音

故障现象

PDA 无法识别 SD 卡

故障编码

WLA-DEV-00012

故障影响等级

三级

故障原因分析

安装 SD 卡时没有正确安装或者接触不好

故障排除方法

重新安装 SD,在安装时用清洁干净的擦布,轻擦 SD 卡表面再试

故障排除时间估计(前提是操作人员对 PDA 的使用,已有一定的经验)

3 分钟内(最短) 10 分钟(标准)

关键字描述

PDA SD 卡

故障现象

PDA 电池续航时间短

故障编码

WLA-DEV-00013

故障影响等级

三级

故障原因分析

1. 电池本身容量小

2. 在第一次使用前没有执行"三充三放"原则
3. 长时间使用不注意充电及节能
故障排除方法
1. 在机器选型时选择大容量电池
2. 在第一次拿到机器后,将机器电池彻底放电,然后进行充电,充电时间一般在 14 个小时以上,以充分激活电池的活性,平均上次后即可达到最佳效果
3. 注意电池的节能,在不用时尽量关闭机器或者关闭背景灯
4. 增加备用电池
故障排除时间估计(前提是操作人员对 PDA 的使用,已有一定的经验)
3 分钟内(最短)　10 分钟(标准)
关键字描述
PDA　电池时间

故障现象
判断 PDA 电池充电完毕
故障编码
WLA-DEV-00014
故障影响等级
三级
故障原因分析
不知道 PDA 何时充电完毕
故障排除方法
将 AC 电源适配器与支架连接,再将 PDA 放入支架中。琥珀色电池充电灯开始闪烁,表明充电在进行中,如果电池的电力完全耗尽,则需 2~3 个小时才能充满,如果在充电时将其打开使用,则可能需要 4 个小时才能充满。当电池充满后,电池充电灯停止闪烁并保持琥珀色
故障排除时间估计(前提是操作人员对 PDA 的使用,已有一定的经验)
2 分钟内(最短)　3 分钟(标准)

关键字描述

　　PDA　充电完成

故障现象

　　按 PDA 的电源按钮,有时会机器重新启动,有时却只是关闭屏幕

故障编码

　　WLA-DEV-00015

故障影响等级

　　三级

故障原因分析

　　PDA 的电源按钮有两种关机模式。第一软关机,关闭屏幕。第二硬关机,关闭机器重新启动。两种关机方式根据按电源按钮的时间长短来区别

故障排除方法

　　在使用中根据实际情况选择合理的按电源按钮时间,如果是想关闭屏幕,要短按电源按钮。如果是想重启机器则长按

故障排除时间估计(前提是操作人员对 PDA 的使用,已有一定的经验)

　　2 分钟内(最短)　4 分钟(标准)

关键字描述

　　PDA　电源按钮

故障现象

　　PDA 有时会自动关机,使用时必须重新按开机按钮

故障编码

　　WLA-DEV-00016

故障影响等级

　　三级

故障原因分析

　　PDA 在电源管理中,设置了"设备闲置几分钟后自动关闭"

故障排除方法

　　PDA 在电源管理中,为了充分节能设置了省电模式,即设备在闲置几分钟后自动关闭。这样就导致几分钟不用,设备会自动关闭,每次使用要重新开机。如果不希望出现类似情况,可以进行设置: 开始──>设置──>系统──>电源──>高级将设备显示后系统自动关闭选项关闭或者将闲置时间增大即可

故障排除时间估计(前提是操作人员对 PDA 的使用,已有一定的经验)

　　5 分钟内(最短)　 10 分钟(标准)

关键字描述

　　PDA　 电源管理

故障现象

　　有时候换一块新的电池的时候按开关键没有反应,插进充电底座充电时指示灯不亮

故障编码

　　WLA-DEV-00017

故障影响等级

　　三级

故障原因分析

　　PDA 电源可能存在故障

故障排除方法

　　拔下电源,重新启动设备

　　如果不行,可以用替换法来检测是电池问题还是充电设备的问题: 将此电池放入另一个可以正常充电的充电设备中,能充电可以确认是充电设备问题,否则是电池问题

　　调换有问题的设备

故障排除时间估计(前提是操作人员有使用 PDA 的经验,且检测证明电池板本身无问题)

　　5 分钟内(最短)　 10 分钟(标准)

关键字描述

　　PDA　 充电

故障现象
重新安装或者汉化操作系统后,首次开机,提示校准屏幕

故障编码
WLA-DEV-00018

故障影响等级
三级

故障原因分析
首次开机,用户需要对 PDA 进行屏幕校准。否则无法正常使用

故障排除方法
首次开机时在屏幕的正中间、左上角、左下角、右下角和右上角将会依次出现一个十字形标志。请用 PDA 专用的触笔,依次点中十字形标志正中的白点(自动聚焦标志),即可顺利完成屏幕校准

故障排除时间估计(前提是操作人员对 PDA 的使用,已有一定的经验)
5 分钟内(最短)　　10 分钟(标准)

关键字描述
PDA　　屏幕校准

故障现象
在使用过程中,用手写笔去点击某个位置时,无法顺利的点中该位置,实现相应的操作。有时要很用力,或者要点击很多次

故障编码
WLA-DEV-00019

故障影响等级
一级

故障原因分析
首次开机,用户对 PDA 进行屏幕校准时,没有精确的点击依次出现的十字形标志,导致手写笔定位出现偏差

故障排除方法

　　首次开机时在屏幕的正中间、左上角、左下角、右下角和右上角将会依次出现一个十字形标志。请用 PDA 专用的手写笔，依次精确点中十字形标志正中的白点（自动聚焦标志），即可避免上述问题

　　点开始——>设置——>系统——>屏幕——>调整屏幕即可重新校准屏幕了

故障排除时间估计（前提是操作人员对 PDA 的使用，已有一定的经验）

　　5 分钟内（最短）　10 分钟（标准）

关键字描述

　　PDA　手写笔定位

故障现象

　　有时候屏幕很暗，却仍能显示屏幕字体

故障编码

　　WLA-DEV-00020

故障影响等级

　　三级

故障原因分析

　　目前市场所有的 PDA 都考虑电源消耗问题，都设置了省电模式。可能管理员为了省电，机器设置了屏幕省电模式。此时应检查是否关闭了背景灯

故障排除方法

　　PDA 的键盘设置了屏幕省电模式按钮，按下此键，不关机，但屏幕会暗掉，进入省电模式，所以会造成屏幕很暗，但是仍能显示。此时再次按下此按钮，回到正常状态即可

故障排除时间估计（前提是操作人员对 PDA 的使用，已有一定的经验）

　　3 分钟内（最短）　10 分钟（标准）

关键字描述

　　PDA　屏幕暗

故障现象
每次开机都无法立刻使用程序：按电源键，屏幕开启，总是无法立刻使用机器，无法连接到服务器
故障编码
WLA–DEV–00021
故障影响等级
一级
故障原因分析
PDA 每次关机都自动关闭网络连接，开机后重新连接网络，要有几秒钟不等的时间
故障排除方法
不关闭电源，一直开机，就不会出现这个问题，但是会耗电。另外注意开机后要稍微等待一下，网络连接完成再使用应用程序
故障排除时间估计（此时所在区域的无线网络应在正常状态）
5 分钟内（最短）　10 分钟（标准）
关键字描述
PDA　开机延迟

故障现象
网络连接标志前面出现感叹号，无法连接到网络
故障编码
WLA–DEV–00022
故障影响等级
三级
故障原因分析
PDA 的网络连接被关闭
故障排除方法
点击网络连接，使网络连接打开即可
故障排除时间估计（此时所在区域的无线网络应在正常状态）
5 分钟内（最短）　10 分钟（标准）
关键字描述
PDA　网络连接

故障现象
网络连接状态正常,却无法连接到网络
故障编码
WLA–DEV–00023
故障影响等级
一级
故障原因分析
PDA 网络选项中的波段,制式,国家设置出现问题
故障排除方法
网络设置的时候国别这一项设置为 china,根据具体的无线网络波段选择波段,如果不确定,可以同时选中 2.4G 和 5.0G 两个波段。如果确认上述问题无误后,依然如此,请将 PDA 的 802.11d 功能取消掉 另外 PDA 的网络设置如果不是采用动态分配 IP,要考虑 IP 是否冲突,因为 PDA 在 IP 地址冲突时,不会报错。但是网络连通会出现问题,导致应用程序莫名其妙的无法正常运行,此点应特别注意
故障排除时间估计(前提是操作人员对 PDA 的使用,已有一定的经验)
10 分钟内(最短)   15 分钟(标准)
关键字描述
PDA   网络设置

|第四章|
维 护 保 养

一、首次使用

在第一次使用 PDA 之前,必须对输入笔进行调整,不然 PDA 屏幕可能会无法正确感应,造成操作失误。跟随着调整向导,可以十分方便地做好这一步。需要明确的是,在 PDA 操作系统中,点击相当于鼠标左键,长时间点击不放相当于鼠标右键。基本步骤:

1. 连接变压器电源。
2. 将变压器连接于电源并将充电插头插入直流电插孔充电。
3. 开启电源按一下电源开关钮即可开启电源。
4. 校正屏幕点选出现的目标十字中心,校正屏幕直到画面消失。
5. 确认设定,按下 OK 确认钮,储存光标定位设定。
6. 更改日期时间。

二、一般维护

清洁屏幕:以手指碰触屏幕可能留下指纹或脏污而使得画面模糊不清,要清洁屏幕,以柔软的布料蘸取少量的玻璃清洁剂,再轻轻擦拭屏幕。请勿直接将清洁剂喷洒于屏幕上,也可以选购屏幕保护胶膜来保护屏幕。

三、开启关闭电源

1. 开启电源 于关机状态按一下电源开关钮,即可开启电源。
2. 关闭电源 于开机状态按下电源开关并松开设备将自动关闭。
3. 重启机器 于开机状态长按电源开关并松开设备将自动重启。

SEC

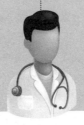

第七篇 系统安全

>>>>>>>>>>>>>

第一章

防火墙（FRW）

防火墙是保护外网（Internet）和内网（医院局域网）之间的安全通讯，防止外部的病毒和黑客攻击进入医院的局域网内部的安全设备。

第一节　防火墙的基本功能

1. 防火墙能强化安全策略

因为 Internet 上每天都有无数网民在那里收集和交换信息，不可避免地会出现违反规则的人，防火墙是为了防止不良现象发生的"交通警察"，主要执行站点的安全策略，仅仅容许"认可的"和符合规则的请求通过。

2. 防火墙能有效地记录 Internet 上的活动

因为所有进出信息都必须通过防火墙，所以防火墙非常适用收集关于系统和网络使用和误用的信息。作为访问的唯一点，防火墙能在被保护的网络和外部网络之间进行记录。

3. 防火墙限制暴露用户点

防火墙能够用来隔开网络中一个网段与另一个网段。这样，能够防止影响一个网段的问题通过整个网络传播。

4. 防火墙是一个安全策略的检查站

所有进出的信息都必须通过防火墙，防火墙便成为安全问题的检查点，使可疑的访问被拒绝于门外。

因特网防火墙常常被安装在受保护的内部网络连接到因特网的点上。

第二节　系　统　功　能

防病毒	防病毒技术可在基础设施中最有效的防御点 – 互联网网关处防止内部网络资源遭受病毒攻击的影响。在周边清洁电子邮件和互联网流量有助于确保业务连续性,避免了耗费大量资源的对恶意软件感染进行清除的工作
防间谍软件	阻挡间谍软件随同互联网 Web 和电子邮件流量进入网络。不必再将 IT 支持资源用于成本高昂的间谍软件删除工作,并可通过在网关阻挡间谍软件而提高员工生产率
防垃圾邮件	有效阻挡垃圾邮件,且误报率极低,有助于保持电子邮件通信的高效性,从而使得与客户、厂商和合作伙伴的联系不受干扰
防泄密	防止伪装身份,并对泄密攻击进行根源查找,因此可防止通常会导致经济损失的、员工无意中泄漏公司或个人信息的现象
自动更新	获得防病毒、间谍软件和垃圾邮件专家团队之一的支持,全天候工作以确保解决方案可自动提供最新防御功能
集中管理	通过一个可远程访问的 Web 控制台和自动更新功能,缩短部署时间、减少投入和重复性的 IT 支持成本
为 Web 访问、邮件和文件传输提供实时保护	即使已对公司电子邮件进行了保护,但许多员工仍会通过公司 PC 或笔记本电脑访问他们的私人邮箱,从而为互联网炸弹威胁带来了另一个接入点。员工也有可能直接下载被感染的程序或文件。在互联网网关对所有 Web 流量进行的实时保护可大大减少这一常被忽略的安全易损点
利用类别、排程和缓存提供的全面 URL 过滤功能	URL 过滤可有效阻拦员工访问不适当的或与工作无关的 Web 站点,从而控制员工对于互联网的使用,籍此提高员工的生产率,并减少因访问了不应访问的 Web 内容而承担法律责任的机会
电子邮件内容过滤	电子邮件过滤减少了因收到通过电子邮件传输的攻击信息而承担法律责任的机会,且有助于符合法律法规,可帮助机构达到数据保护等的要求

第三节　系统特点

- 防火墙的设计策略应遵循安全防范的基本原则——"除非明确允许，否则就禁止"。
- 防火墙本身支持安全策略，而不是添加上去的。
- 如果组织机构的安全策略发生改变，可以加入新的服务。
- 有先进的认证手段或有挂钩程序，可以安装先进的认证方法。
- 如果需要，可以运用过滤技术允许和禁止服务。
- 可以使用FTP和Telnet等服务代理，以便先进的认证手段可以被安装和运行在防火墙上。
- 拥有界面友好、易于编程的IP过滤语言，并可以根据数据包的性质进行包过滤，数据包的性质有目标和源IP地址、协议类型、源和目的TCP/UDP端口、TCP包的ACK位、出站和入站网络接口等。
- 如果用户需要NNTP（网络消息传输协议）、XWindow、HTTP和Gopher等服务，防火墙应该包含相应的代理服务程序。
- 防火墙应具有集中邮件的功能，以减少SMTP服务器和外界服务器的直接连接，并可以集中处理整个站点的电子邮件。
- 防火墙应允许公众对站点的访问，应把信息服务器和其他内部服务器分开。
- 防火墙应该能够集中和过滤拨入访问，并可以记录网络流量和可疑的活动。
- 为了使日志具有可读性，防火墙应具有精简日志的能力。
- 虽然没有必要让防火墙的操作系统和公司内部使用的操作系统一样，但在防火墙上运行一个管理员熟悉的操作系统会使管理变得简单。
- 防火墙的强度和正确性应该可被验证，设计尽量简单，以便管理员理解和维护。
- 防火墙和相应的操作系统应该用补丁程序进行升级且升级必须

定期进行。

- Internet每时每刻都在发生着变化，新的易攻击点随时可能会产生。当新的危险出现时，新的服务和升级工作可能会对防火墙的安装产生潜在的阻力，因此防火墙的可适应性是很重要的。

第四节　常　见　故　障

故障现象
防火墙被攻击
故障编码
SEC-FRW-00001
故障影响等级
三级
故障原因分析
抵御攻击的功能会占用防火墙部分 CPU 资源
故障排除方法
防火墙在抵御这些攻击时,通过专用 ASIC 芯片来进行处理,适当开启这些抗攻击选项对防火墙的性能不会产生太大影响
故障排除时间
5 分钟内(最短)　　10 分钟(标准)
关键字描述
防火墙 攻击

故障现象
防火墙重启
故障编码
SEC-FRW-00002
故障影响等级
一级
故障原因分析
防火墙在工作期间出现运行异常时

故障排除方法
如需进行系统复位,可通过 console 线缆使用 reset 命令对防火墙进行重启,重启动期间可以在操作终端上查看防火墙相关启动信息

故障排除时间
5 分钟内(最短)　　10 分钟(标准)

关键字描述
防火墙　重启

故障现象
电源指示灯不亮

故障编码
SEC-FRW-00003

故障影响等级
一级

故障原因分析
电源是否在 AC 100~ 250V 范围内

故障排除方法
1. 检查电源是否在 AC 100~ 250V 范围内 　　2. 检查电源线连接是否正确,接触是否良好 　　3. 检查电源开关是否打开 　　4. 电源指示灯亮,而设备不启动,请联系维修人员

故障排除时间
10 分钟内(最短)　　30 分钟(标准)

关键字描述
防火墙　电源

故障现象
网络接口设备连接指示灯不亮

故障编码
SEC-FRW-00004

故障影响等级
二级

故障原因分析
网线连接不正确
故障排除方法
1. 检查以太网的网线连接是否正确（包括确认直接连接或交叉连接网线的使用）
2. 检查网络集线器运行是否正常
3. 试着把以太网线插到集线器的其他位置，或者插到另外一台集线器上
4. 如果指示灯还是不亮，有可能是网络接口设备出现了问题。此时，请与服务提供商联系
故障排除时间
5 分钟内（最短）　10 分钟（标准）
关键字描述
防火墙　网络连接

故障现象
不能连接到 Web 管理界面
故障编码
SEC-FRW-00005
故障影响等级
三级
故障原因分析
网关没有定义正确的目的主机、IP 地址错误等
故障排除方法
1. 检查中网防火墙及其相连集线器、交换机或路由器上的连接指示灯是否亮
2. 检查中网防火墙的 IP 地址和子网掩码是否正确配置
3. 检查中网防火墙的网关是否定义并指向正确的目的机
4. 通过 SSH、CONSOLE 口登录，查看 Httpd 进程是否启动
故障排除时间
5 分钟内（最短）　10 分钟（标准）

关键字描述
防火墙　管理界面

故障现象
操作系统备份
故障编码
SEC-FRW-00006
故障影响等级
三级
故障原因分析
操作系统备份
故障排除方法
操作方式为：启动 tftp 服务器并在命令行下执行：save software from flash to tftp x.x.x.x filename
故障排除时间
10 分钟内（最短）　20 分钟（标准）
关键字描述
防火墙　备份

故障现象
操作系统恢复
故障编码
SEC-FRW-00007
故障影响等级
二级
故障原因分析
当防火墙工作发生异常时，可通过两种方式快速恢复防火墙操作系统
故障排除方法
命令行方式：save software from tftp x.x.x.x filename to flash，或通过 web 方式：Configuration > Update > ScreenOS/Keys 下选中 Firmware Update（ScreenOS）选项，并在 Load File 栏选中保存在本地的 ScreenOS 文件，然后点击 apply 按钮，上传 ScreenOS 后防火墙将自动进行重启

故障排除时间
20 分钟内（最短）　30 分钟（标准）

关键字描述
防火墙　恢复

故障现象
配置文件备份

故障编码
SEC-FRW-00008

故障影响等级
二级

故障原因分析
日常维护期间可将防火墙配置信息备份到本地以便于故障时的恢复

故障排除方法
启动 tftp 服务器并在命令行下执行：save config from flash to tftp x.x.x.x filename
通过超级终端远程 telnet/ssh 到防火墙，通过 log 记录方式将 get config 配置信息记录到本地

故障排除时间
20 分钟内（最短）　30 分钟（标准）

关键字描述
防火墙　配置备份

故障现象
配置文件恢复

故障编码
SEC-FRW-00009

故障影响等级
二级

故障原因分析
防火墙当前配置信息若存在错误，需进行配置信息快速恢复

故障排除方法

启动 tftp 服务器并在命令行下执行: save config from tftp x.x.x.x filename to flash,配置文件上传后需执行 reset 命令进行重启

故障排除时间

20 分钟内(最短)　30 分钟(标准)

关键字描述

防火墙　配置恢复

故障现象

防火墙外面的用户与内部的主机间无法保持持续的连接

故障编码

SEC-FRW-00010

故障影响等级

二级

故障原因分析

防火墙由内向外 ping 时断时续

故障排除方法

NAT, GLOBAL 命令建立的总是从高优先级到低优先级临时连接,都是由内向外发起的,无法直接建立由外而内的

故障排除时间

20 分钟内(最短)　30 分钟(标准)

关键字描述

防火墙　命令方向

故障现象

当试图使用 TFTP 下载 PIXNNN.exe 时,总是提示错误 'BAD MAGIC NUMBER'

故障编码

SEC-FRW-00011

故障影响等级

二级

| **故障原因分析** |
| TFTP 下载报错 |

| **故障排除方法** |
| 应该下载的是 .bin 文件而不是 .exe 文件。.exe 文件可以自解压成 .bin 文件 |

| **故障排除时间** |
| 20 分钟内(最短)　30 分钟(标准) |

| **关键字描述** |
| 防火墙　下载报错 |

| **故障现象** |
| 某些网站无法访问 |

| **故障编码** |
| SEC-FRW-00012 |

| **故障影响等级** |
| 三级 |

| **故障原因分析** |
| 1. 防火墙缺省状态下如果不设置 access-list 列表就意味着将所有的流量阻断 |
| 2. 数据从较高安全级流向较低安全级的端口时,如果不设置任何外出访问控制列表(outbound access-list),所有的数据流是允许通过的 |
| 3. 数据从较低安全级流向较高安全级的端口时,如果不特别设置任何特定访问控制列表(或 conduit permit),是全部禁止通过的 |

| **故障排除方法** |
| 只有通过设置允许(permit)通过访问命令才可以允许特定的数据通过 |

| **故障排除时间** |
| 5 分钟内(最短)　10 分钟(标准) |

| **关键字描述** |
| 防火墙　访问控制列表 |

故障现象
网线连接 CF2000 防火墙的端口,但位于硬件前面板的相应端口的指示灯没有亮,即没有接通
故障编码
SEC-FRW-00013
故障影响等级
三级
故障原因分析
网线出问题
故障排除方法
换一根网线
故障排除时间
5 分钟内(最短) 　10 分钟(标准)
关键字描述
防火墙　网线

故障现象
在浏览器界面输入防火墙的 IP 地址后,无法进入防火墙的图形化界面
故障编码
SEC-FRW-00014
故障影响等级
三级
故障原因分析
网段不同或者 IP 地址输错
故障排除方法
1. 输入的 IP 地址不正确:察看一下连接防火墙接口的 IP 地址,出厂设置的内部网接口的 IP 地址是 192.168.1.99,DMZ 接口的 IP 地址是 172.16.1.99,外部网接口的 IP 地址是 10.1.1.99 　　2. 如果网络接口的 IP 地址正确但仍不能进入,可能是防火墙接口的 IP 地址与管理主机的 IP 地址不在同一网段,则修改主机的 IP 地址

故障排除时间

5 分钟内(最短)　10 分钟(标准)

关键字描述

防火墙　IP 地址

故障现象

在防火墙处,有的 IP 连接数为 200 以上,但是会自动削减为 100,削减后,此 IP 的连接还会继续增加

故障编码

SEC-FRW-00015

故障影响等级

三级

故障原因分析

在防火墙处,"最大允许的 TCP 单机并发连接数" 为 100; "最大允许的 UDP 单机并发连接数"为 100,但是在 "IP NAT 连接数"那里却不是在 200 以内,有的 IP 有 200 以上的,严重占用资源

只要连接数超过设定的,系统就会下次再清理

故障排除方法

TCP / UDP 连接数清理并非实时的,因为其消耗资源比较大,所以只要连接数超过设定的,系统就会下次再清理

故障排除时间

5 分钟内(最短)　10 分钟(标准)

关键字描述

防火墙　连接数

故障现象

防火墙日志中总出现 tcp_syn_flood attack 的攻击日志

故障编码

SEC-FRW-00016

故障影响等级

三级

故障原因分析
因为限制了单机的连接数,当用户的实际连接数超出了限制就会出现如上日志

故障排除方法
建议用户将单机的连接数设置一个合适的值,用建议值即可。出现上述日志提示,你可以先查看信息检测中的 NAT 信息,查看该 IP 的连接数,查看该用户是否在大流量下载

故障排除时间
5 分钟内(最短)　　10 分钟(标准)

关键字描述
防火墙　　攻击日志

故障现象
防火墙被黑客攻击

故障编码
SEC-FRW-00017

故障影响等级
三级

故障原因分析
抵御攻击的功能会占用防火墙部分 CPU 资源

故障排除方法
防火墙在抵御这些攻击时,通过专用 ASIC 芯片来进行处理,适当开启这些抗攻击选项对防火墙的性能不会产生太大影响

故障排除时间
5 分钟内(最短)　　10 分钟(标准)

关键字描述
防火墙　　抗攻击

第五节　系　统　应　急

设备出现故障,请在第一时间内与相关负责人员联系。

如果在半小时内恢复不了网络,如果急用外网,请相关工作人员启用备用线路上外网。

请专业厂商安排工程师带好相应的工具和备件第一时间赶到现场。

|第二章|
杀毒软件（VIR）

第一节 概　述

　　杀毒软件，也称反病毒软件或防毒软件，是用于消除电脑病毒、特洛伊木马和恶意软件的一类软件。杀毒软件通常集成监控识别、病毒扫描和清除和自动升级等功能，有的杀毒软件还带有数据恢复等功能，是计算机防御系统（包含杀毒软件，防火墙，特洛伊木马和其他恶意软件的查杀程序，入侵预防系统等）的重要组成部分。

一、计算机病毒分类

　　1. 按传染对象来分

　　（1）引导型病毒

　　（2）文件型病毒

　　（3）网络型病毒

　　（4）复合型病毒

　　2. 按破坏程度来分

　　（1）良性病毒

　　（2）恶性病毒

　　（3）极恶性病毒

　　（4）灾难性病毒

　　3. 按入侵方式来分

　　（1）源代码嵌入攻击型

　　（2）代码取代攻击型

　　（3）系统修改型

（4）外壳附加型

二、杀毒软件的基本功能

1. 查毒：计算机杀毒软件首要功能就是查毒，尤其要针对存储设备进行查找病毒，查出计算机感染上什么病毒才是杀毒的先决。

2. 杀毒：查找出病毒，对这些病毒进行消除，这是杀毒软件的重要功能。

3. 防毒：杀毒是治标，防毒才是根本，因此杀毒软件对计算机的输入、输出进行监视和防止病毒的侵入计算机系统。

4. 数据的恢复：杀毒软件还需要对计算机被破坏后能够采取一定的补救措施，特别是对存储器设备修复功能，因此目前有些杀毒软件也提供对硬盘数据的恢复功能。

三、对杀毒软件的正确认识

1. 杀毒软件不可能查杀所有病毒。

2. 杀毒软件能查到的病毒，不一定能消除。

3. 为防止系统不兼容，一台电脑每个操作系统下不建议同时安装两套或两套以上的杀毒软件。

4. 杀毒软件对被感染的文件杀毒方式：清除；删除；禁止访问；隔离；不处理。

大部分杀毒软件是滞后于计算机病毒的。所以，事先防范的重要性远大于事后弥补。因此及时更新升级软件版本和定期扫描的同时，还要注意充实自己的计算机安全以及网络安全知识，做到不随意打开陌生的文件或者不安全的网页，不浏览不健康的站点，注意更新自己的隐私密码，配套使用安全助手与个人防火墙等等。这样才能更好地维护好自己的电脑以及网络安全！

第二节 常 见 故 障

故障现象
Windows 出现异常的错误提示信息

故障编码
SEC-VIR-00001

故障影响等级
三级

故障原因分析
Windows 错误信息提示，是 Windows 系统提供的一项新功能，此功能向用户和 Microsoft 提供错误信息，方便用户使用。但是，操作系统本身，除了用户关闭或者程序错误以外，是不会出现错误汇报的。因此，这可能是中了病毒。在 2004 年出现的冲击波病毒以及震荡波病毒，就是利用关闭系统进程，然后提示错误，警告用户将在 1 分钟内倒计时关机

故障排除方法
防治：此类病毒，一般都是新病毒，根据一些新的漏洞进行传播，所以，一般都使用专杀工具。同时，此类病毒通过网络传播，使用防火墙，对相应访问端口进行屏蔽，效果会更好 杀完毒，设置好防火墙以后，还需要安装相应的系统补丁

故障排除时间
20 分钟内（最短） 30 分钟（标准）

关键字描述
杀毒 异常错误提示

故障现象
运行速度明显降低以及内存占有量减少，虚拟内存不足或者内存不足

故障编码
SEC-VIR-00002

故障影响等级
三级

故障原因分析

　　电脑在运行的时候,在正常情况下,重要运行的软件不占用太大的资源,是不会降低速度的。如果速度降低了,可以去查看进程里,首先看 CPU 占用率和内存使用率,然后检查进程,看用户进程里是哪个程序占用资源情况不正常。如果虚拟内存不足,可能是病毒占用,也可能是设置不当

故障排除方法

　　防治:这类病毒一般是很占用资源的,所以很容易发现蠕虫病毒。在发现病毒的情况下,先关闭病毒进程以及病毒程序,然后使用杀毒软件检查,如果无法查杀,建议升级病毒库

故障排除时间

　　10 分钟内(最短)　20 分钟(标准)

关键字描述

　　杀毒　内存不足

故障现象
运行程序突然异常死机

故障编码

　　SEC-VIR-00003

故障影响等级

　　二级

故障原因分析

　　电脑程序,如果不是设计错误的话,完全可以正常打开关闭。但是,如果是病毒破坏的话,很多程序需要使用的文件都会无法使用,所以可能会出现死机的情况。比如 QQ 软件以及 IE 软件,就经常出现错误

故障排除方法

　　防治:程序发生错误的话,可以使用程序安装光盘覆盖安装或者修复,而如果依然有病毒存在,依然要使用杀毒软件来检查

故障排除时间
5 分钟内(最短) 15 分钟(标准)
关键字描述
杀毒 异常死机

故障现象
文件大小发生改变
故障编码
SEC-VIR-00004
故障影响等级
三级
故障原因分析
有些病毒是利用电脑的可执行文件,和可执行文件进行捆绑,然后在运行的时候两个程序一起运行。而这类可执行文件唯一的缺点是文件大小会改变,因此在平时使用的时候要特别注意
故障排除方法
防治:杀毒软件对此类文件有效,最重要的是平时要打开病毒监控,随时对软件的运行进行监控
故障排除时间
5 分钟内(最短) 10 分钟(标准)
关键字描述
杀毒 文件大小改变

故障现象
运行过程出现异常提示
故障编码
SEC-VIR-00005
故障影响等级
三级

故障原因分析

软件运行过程中,除了正常的提示以外,不会出现其他方式的提醒。而病毒可能会对运行的软件或者文件进行感染,使用户无法正常使用

故障排除方法

防治:软件或者程序已经被感染了,所以无法正常使用,要使用杀毒软件检查,然后卸载软件以后重新安装

故障排除时间

15 分钟内(最短) 30 分钟(标准)

关键字描述

杀毒 异常提示

故障现象

改变驱动器而内容不变

故障编码

SEC-VIR-00006

故障影响等级

三级

故障原因分析

有一种病毒就是专门修改硬盘的盘符引导,然后把硬盘内容修改成一样的内容,让用户无法正常使用

故障排除方法

防治:这类病毒现在很少见了,因为此类病毒需要修改硬盘的引导信息,所以需要的访问权限很高,而杀毒软件同时也对此类应用进行了过滤和检测

故障排除时间

10 分钟内

关键字描述

杀毒 盘符异常

故障现象

系统重新引导找不到硬盘

故障编码
SEC-VIR-00007
故障影响等级
三级
故障原因分析
同样和上一种一样属于引导病毒,不过这种比上一个病毒所感染的位置更深,会导致用户无法开机
故障排除方法
防治:依然建议打开病毒监控,同时此类病毒需要 DOS 的杀毒软件,因为需要从 DOS 里对引导区访问以及杀毒
故障排除时间
20 分钟内(最短)   30 分钟(标准)
关键字描述
杀毒   引导病毒

故障现象
患者需要退已收费的检验或放射项目,收费处却无法启动退费程序。
故障编码
SEC-VIR-00008
故障影响等级
三级
故障原因分析
系统启动的时候,需要加载和启动一些软件以及打开一些文件,而病毒正是利用了这一点,在系统的启动项里,或者是系统配置文件的启动里使相关应用系统无法正常启动以及系统启动缓慢
故障排除方法
利用杀毒软件对系统的启动项,或者是系统配置文件进行查杀、修正
故障排除时间
5 分钟内(最短)   15 分钟(标准)

关键字描述
　　杀毒　启动

故障现象
　　浏览器自行访问网站

故障编码
　　SEC-VIR-00009

故障影响等级
　　三级

故障原因分析
　　电脑在访问网络的时候，打开浏览器，常会发现主页被修改了。而且，主页自行访问的网页大部分都是靠单击来赚钱的个人网站或者是很不健康的网站

故障排除方法
　　防治：如果对恢复主页不是很熟悉，建议安装上网助手等软件，这样会对浏览器进行很全面的保护，同时也会减少恶意代码的攻击

故障排除时间
　　5 分钟内（最短）　　15 分钟（标准）

关键字描述
　　杀毒　主页异常

故障现象
　　电脑安装时总是出现 "安装组件监控中心时出错"

故障编码
　　SEC-VIR-00010

故障影响等级
　　三级

故障原因分析
　　没有清理垃圾文件和注册表文件

故障排除方法
　　建议你使用 "超级魔法兔子" 之类的专业工具清理一下你的系统垃圾文件，再安装试试

故障排除时间
5分钟内(最短)　　15分钟(标准)
关键字描述
系统清理

故障现象
电脑里有木马病毒,杀毒之后病毒还存在
故障编码
SEC-VIR-00011
故障影响等级
二级
故障原因分析
中了专业病毒
故障排除方法
木马在机器重启后自动执行了它的自启动项,可以"AutoRuns"这个软件彻底检测一下你系统的后台程序,把可疑的程序去掉,然后转换到"安全模式"彻底杀毒即可
故障排除时间
5分钟内(最短)　　15分钟(标准)
关键字描述
杀毒　自启动

故障现象
Modem和硬盘工作指示灯狂闪
故障编码
SEC-VIR-00012
故障影响等级
二级
故障原因分析
工作指示灯是用来指示Modem猫或者硬盘工作状态的,正常使用的情况下,指示灯只是频繁闪动而已。如果出现这样的情况,请现检查所运行的程序是否占用系统资源太多

故障排除方法

　　需要断开网络,然后再检查程序和进程,使用防火墙检查是否有未经允许访问网络的软件。

故障排除时间

　　5 分钟内（最短）　15 分钟（标准）

关键字描述

　　防火墙　异常访问

故障现象

　　注册表无法使用,某些键被屏蔽

故障编码

　　SEC-VIR-00013

故障影响等级

　　二级

故障原因分析

　　注册表相当于操作系统的核心数据库一样,如果热键和注册表都被屏蔽,中了病毒以后,就不好修复。

故障排除方法

　　防治: 可以使用超级兔子魔法师或者 Windows 优化大师对注册表进行恢复,同时也可以解除对热键的屏蔽

故障排除时间

　　5 分钟内（最短）　15 分钟（标准）

关键字描述

　　杀毒　屏蔽注册表

故障现象

　　杀毒程序下载后无法升级

故障编码

　　SEC-VIR-00014

故障影响等级

　　二级

故障原因分析

　　无法做升级软件包

故障排除方法
无法升级的情况很多,一般的解决办法:先卸载原来的程序,然后使用超级兔子等优化软件对系统垃圾文件进行清理和注册表进行优化,再安装新下载的程序即可
故障排除时间
5分钟内(最短)　　15分钟(标准)
关键字描述
杀毒　升级包

第二节　系统应急

如果发现杀毒软件不能使用,请联系IT管理人员。

IT管理员备用杀毒软件的安装程序直接在系统上重新安装。

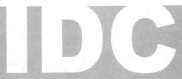

第八篇 机房建设

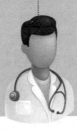

|第一章|
精密空调(AIR)

第一节 概 述

信息中心机房、交换机汇聚机房和散布于各楼宇内的弱电间为医院信息系统正常稳定运行的基础设施平台。机房内的空调、UPS、服务器、核心交换机等的安全稳定运行需要定期监管,最好采用一套动力环境监控系统,对所有相关设备的运行情况进行 24 小时不间断监控,才能保障信息系统的安全、稳定和连续运行。

计算机中心机房对其内的设备工作环境具有特殊要求。因产品的偏向性不同,相对于精密空调而言,一般空调难以满足计算机机房对于设备制冷的设计使用要求。而精密空调具有恒温恒湿、送风量大以及换气次数多、能够 7×24 小时不间断运行、能满足机房洁净度的要求、设计使用寿命长、维护量小、能进行智能监控等诸多优点。为了精密空调设备的正常运行,需定期进行专业的保养工作,定期更换过滤网、风机皮带、清洗加湿水盘、清洗室外冷凝器等,最重要的是为保证压缩机正常工作需测量并保持管道内冷媒的正常压力值。如不对精密空调进行维护保养,使机组不能正常工作导致后端设备因高温宕机,很可能会给中心机房带来不可预估的危险。

第二节 常见故障

故障现象
高压告警
故障编码
IDC-AIR-00001
故障影响等级
三级
故障原因分析
1. 检查压缩机有没有损坏
2. 检查干燥过滤器是否发烫又没有堵塞
3. 室外机翅片是否过脏
故障排除方法
1. 复位高压开关（或者下电再重新开起机器）
2. 如压缩机损坏需要更换压缩机
3. 干燥过滤器过热有堵塞则需要更换干燥过滤器
4. 室外机翅片过脏则需要清洗室外机翅片
故障排除时间
3 分钟（最短） 5 分钟（标准）
关键字描述
空调 高压报警

故障现象
低压告警
故障编码
IDC-AIR-00002
故障影响等级
三级
故障原因分析
1. 检查膨胀阀开关调节是否适当
2. 空调过滤网是否脏堵
3. 管道是否漏液
4. 氟利昂是否偏少

故障排除方法

1. 复位低压开关(或者下电再重新开起机器)
2. 膨胀阀流量问题则需要调节膨胀阀开关
3. 空调过滤网脏堵需更换空调过滤网
4. 管道漏液需查漏补漏重新开机运行
5. 如氟利昂药水偏少,充加氟利昂

故障排除时间

3 分钟(最短) 5 分钟(标准)

关键字描述

空调 低压报警

故障现象

地板溢水告警

故障编码

IDC-AIR-00003

故障影响等级

三级

故障原因分析

1. 检查加湿罐有没有出现异常情况,导致漏水
2. 检查排水管与注水管是否出现异常情况
3. 检查冷凝水漏斗是否出现异常情况

故障排除方法

1. 加湿罐有异常,则需清洗加湿罐
2. 排水管漏则需要对漏点修补使排水正常
3. 冷凝水漏斗又没有出现老化,如老化需要更换冷凝水漏斗

故障排除时间

3 分钟(最短) 5 分钟(标准)

关键字描述

空调 地板溢水

故障现象

高温告警

故障编码
IDC-AIR-00004
故障影响等级
三级
故障原因分析
1. 检查压缩机是否停止工作
2. 检查在高温之前有是否高压与低压告警以及压缩机短周期告警
3. 检查氟里昂是否少量
4. 检查风机皮带是否老化
故障排除方法
1. 检查导致压缩机停止工作的原因
2. 压缩机正常工作则测量氟利昂管道压力是否正常,缺少氟利昂会是制冷量下降导致机房高温告警,充加氟利昂即可
3. 如果风机皮带老化或者断裂会导致送风量不够,热量带不出去,使机房高温,更换风机皮带即可
故障排除时间
3 分钟(最短)　5 分钟(标准)
关键字描述
空调　高温

故障现象
加湿罐低水位告警
故障编码
IDC-AIR-00005
故障影响等级
三级
故障原因分析
1. 检查加湿罐是否有异常情况
2. 检查加湿水探测棒是否失灵
3. 注水管是否有泄露现象
4. 大楼有没有停水情况

故障排除方法
1. 清洗加湿灌使加湿灌排水正常
2. 更换加湿水探测棒
3. 检查注水管是否损坏有异常
4. 检查前端供水是否正常

故障排除时间
3 分钟（最短）　5 分钟（标准）

关键字描述
空调　低水位

故障现象
气流不足报警

故障编码
IDC-AIR-00006

故障影响等级
三级

故障原因分析
1. 检查过滤网是否堵塞
2. 检查风机皮带是否异常

故障排除方法
1. 更换空调过滤网
2. 调整风机皮带位置或者更换风机皮带

故障排除时间
3 分钟（最短）　5 分钟（标准）

关键字描述
空调　气流不足

故障现象
机房温度上升

故障编码
IDC-AIR-00007

故障影响等级
二级

故障原因分析
1. 空调过滤网太脏
2. 空调高压报警
3. 空调高压罐老化故障
4. 地面出风口少,空气循环不畅
故障排除方法
1. 更换过滤网,外机冲洗
2. 更换过滤网,外机冲洗
3. 更换高压罐
4. 增加穿孔地板数量
故障排除时间
2 天
关键字描述
空调　高温

故障现象
机房地面漏水
故障编码
IDC-AIR-00008
故障影响等级
二级
故障原因分析
1. 空调加湿罐老化
2. 空调排水管阻塞
3. 雷雨天排水管水倒灌
故障排除方法
1. 更换空调加湿罐
2. 疏通空调排水管
3. 用发泡塑料阻塞排水下通道周边空隙
故障排除时间
2 个小时
关键字描述
空调　地板溢水

|第二章|

不间断电源（UPS）

第一节　概　述

UPS 是不间断电源（uninterruptible power system）的英文简称，是能够提供持续、稳定、不间断的电源供应的重要外部设备。市电电网存在至少九种可能对计算机系统产生重大危害的问题：断电、雷击尖峰、浪涌、频率震荡、电压突变、电压波动、频率漂移、电压跌落、脉冲干扰，因此从改善电源质量的角度来说给计算机中心机房设备配备UPS 是十分必要的，同时精密的网络设备和通信设备也不允许电力有所间断，因此在网络中心配备 UPS 的必要性是不言而喻的。

为保证 UPS 正常工作，需对其进行专业的维护保养工作，如定期对电池进行充放电保养、对输入、输出电压电流值进行检测、对内部元器件的检查、对由于静电效应导致的灰尘吸附进行打扫。如不对 UPS进行维护保养工作，很大可能会给中心机房带来不可预估的危险。

第二节　常　见　故　障

故障现象
某单位使用两台 20KVAUPS 并机运行，为计算机机房供电，正常运行时，1 号机面板显示负载率为 24%，2 号机显示负载率 19%。后因 2 号机故障，由 1 号机单独供电，显示负载 49%
故障编码
IDC-UPS-00001

故障影响等级
二级
故障原因分析
市电电压过高
故障排除方法
最好办法是降低 UPS 的市电输入电压。降低市电的输入电压应从变压器入手解决,而不能采用稳压器的方法,因为稳压器的稳压范围还没有可控硅整流的稳压范围宽。如无法解决市电输入电压高的问题,另一个办法是采用输入电压适应范围更宽的 UPS 设备
维护建议:
定期由专业人员定期检查,并观察 UPS 报警日志与处理
故障排除时间
60 分钟
关键字描述
UPS　输入电压

故障现象
UPS 发生旁路报警
故障编码
IDC–UPS–00002
故障影响等级
二级
故障原因分析
UPS 主机内 DSP 板卡设备故障
故障排除方法
通知设备厂商定位故障并更换备件
故障排除时间
2 天
关键字描述
UPS　旁路报警

故障现象
UPS 电池电压低
故障编码
IDC-UPS-00003
故障影响等级
二级
故障原因分析
UPS 电池使用时间过长,一般 4 年以上
故障排除方法
调换电池
故障排除时间
2 天
关键字描述
UPS　电池电压

故障现象
UPS 停机、输出电压为零
故障编码
IDC-UPS-00004
故障影响等级
一级
故障原因分析
UPS 输出开关发生故障,临时应急开关同时打开,造成输出电路冲突,烧坏 UPS 主机
故障排除方法
更换 UPS 主机
故障排除时间
2 天
关键字描述
UPS　停机

故障现象
湿度报警

故障编码
IDC-UPS-00005
故障影响等级
三级
故障原因分析
1. 检查加湿器工作是否正常
2. 检查大楼供水是否正常
故障排除方法
如果加湿灌过脏,需清洗加湿灌增大加湿量(电极加湿型需要定时更换加湿电极,红外则不需要)
故障排除时间
3 分钟(最短) 5 分钟(标准)
关键字描述
UPS 湿度报警

故障现象
市电正常,但市电指示灯不亮,UPS 工作
故障编码
IDC-UPS-00006
故障影响等级
三级
故障原因分析
1. 输入开关未闭合
2. 输入电源线连接
故障排除方法
1. 合上输入开关
2. 确保电源线连接妥当
故障排除时间
3 分钟(最短) 5 分钟(标准)
关键字描述
UPS 市电指示灯

故障现象	
	市电指示灯闪烁
故障编码	
	IDC-UPS-00007
故障影响等级	
	三级
故障原因分析	
	市电电压过高
故障排除方法	
	UPS 正工作于电池模式,请注意电池后背时间
故障排除时间	
	3 分钟(最短)　5 分钟(标准)
关键字描述	
	UPS　电池模式

故障现象	
	开机键按下去 UPS 不启动
故障编码	
	IDC-UPS-00008
故障影响等级	
	三级
故障原因分析	
	UPS 按开机键时间太短
故障排除方法	
	持续按开机键 3 秒以上
故障排除时间	
	3 分钟(最短)　5 分钟(标准)
关键字描述	
	UPS　开机键

故障现象	
	输出过载

故障编码
IDC-UPS-00009

故障影响等级
三级

故障原因分析
负载过载

故障排除方法
卸除部分负载

故障排除时间
3 分钟（最短）　5 分钟（标准）

关键字描述
UPS　负载过载

故障现象
电池故障

故障编码
IDC-UPS-00010

故障影响等级
三级

故障原因分析
1. 电池短路接触不良
2. 电池接反
3. 电池损坏

故障排除方法
1. 检查外接电池的开关是否合上，导线连接是否妥当
2. 检查电池的连接极性
3. 更换电池

故障排除时间
3 分钟（最短）　5 分钟（标准）

关键字描述
UPS　电池故障

故障现象	
无法充电	
故障编码	
IDC-UPS-00011	
故障影响等级	
三级	
故障原因分析	
充电器故障	
故障排除方法	
维修或更换充电器	
故障排除时间	
3 分钟(最短)　5 分钟(标准)	
关键字描述	
UPS　充电器故障	

故障现象	
机组过热	
故障编码	
IDC-UPS-00012	
故障影响等级	
三级	
故障原因分析	
机组内部过热	
故障排除方法	
1. 检查机组风扇是否损坏	
2. 移开阻碍风道的杂物或增大与墙壁的距离	
故障排除时间	
3 分钟(最短)　5 分钟(标准)	
关键字描述	
UPS　机组过热	

故障现象
整流器故障

故障编码
IDC-UPS-00013
故障影响等级
三级
故障原因分析
整流器损坏
故障排除方法
维修或更换整流器
故障排除时间
3 分钟（最短） 5 分钟（标准）
关键字描述
UPS 整流器故障

故障现象
逆变器故障
故障编码
IDC-UPS-00014
故障影响等级
三级
故障原因分析
逆变器损坏
故障排除方法
维修或更换逆变器
故障排除时间
3 分钟（最短） 5 分钟（标准）
关键字描述
UPS 逆变器故障

故障现象
机组内部设定时间自动告警
故障编码
IDC-UPS-00015

010010001000000010100100110111110000010010001000000010100100110111100000100100010000000101
00100110111110000010010001000000010100100110111100000100100010000000101001001
0111100000100100010000000101001001110111
000010010001000000

故障影响等级
三级
故障原因分析
电池需维
故障排除方法
长按故障清楚按钮
故障排除时间
3 分钟（最短）　5 分钟（标准）
关键字描述
UPS　电池需维护

故障现象
电池放电时间低于标准时间
故障编码
IDC-UPS-00016
故障影响等级
三级
故障原因分析
1. 电池没有充饱
2. 电池容量已经损耗或漏液
故障排除方法
1. 市电正常时给电池充电 24 小时以上重新测试放电时间
2. 需要更换电池
故障排除时间
3 分钟（最短）　5 分钟（标准）
关键字描述
UPS　放电时间

故障现象
新安装的 UPS 不能启动
故障编码
IDC-UPS-00017

故障影响等级
四级
故障原因分析
由于新的电池在存放的过程中会有自放电的现象,所以电池处在低电状态 UPS 不能启动
故障排除方法
1. 请检查 UPS 前后面板的电池连接插头是否连接
2. 需要将 UPS 与电池和市电连接好,按 UPS 前面板的 Test 按钮,虽然 UPS 面板显示灯不会亮,但这时 UPS 会给电池充电。充电一段时间后,再按 Test 键 UPS 就可以启动工作了
故障排除时间
24 小时
关键字描述
UPS   新机不启动

故障现象
2KV 的 UPS 当市电中断时,逆变器不工作,红色指示灯长亮
故障编码
IDC-UPS-00018
故障影响等级
二级
故障原因分析
根据故障现象可知,该故障是因电池电压太低引起。打开机盖,测得电池两端电压,加上市电后,电池两端电压不变,说明故障发生在充电电路上
故障排除方法
临时故障排除方法: 更换备用 UPS
用万用表测得 C21 两端直流电压正常,说明故障发生在滤波电路之后。当测量输出脚时,发现输出电压过低,查输出负载均正常,调整 VR3 输出电压不变化,此时说明 U8 已损坏。用同型号的更换 U8,断开电池,调整 VR3,使得 U8 输出电压稳定在 28V 左右。开机试运行,故障排除

维护建议:
对使用 2 年或者 2 年以上的 UPS 要进行全面检查一次，并评估其未来可正常工作时间，采取适当的处理方式如降级使用等
故障排除时间
30 分钟
关键字描述
UPS　电池电压

|第三章|
门禁系统（ACS）

第一节 概 述

为了确保机房设施和医院数据的安全,必须严禁不相干人员的进入,同时机房管理对于进出机房的相关工作人员也要求有详细的记录,为此,大多数机房都使用了门禁系统。所谓的门禁系统,就是通过计算机系统与门锁系统集成进行控制,目前大多数采用磁控锁、读卡器以及相关门禁管理系统组成。

门禁系统通过计算机系统来授权相关人员进入的许可,以及记录每次进出的详细信息,以便追索和管理。

第二节 常见故障

故障现象
主板电源灯不亮
故障编码
IDC-ACS-00001
故障影响等级
三级
故障原因分析
接插件松动,没接触好
故障排除方法
检查 220V 电源线以及电源板与主板之间的连接器
故障排除时间
3 分钟(最短) 5 分钟(标准)

关键字描述
门禁　电源灯

故障现象
网络通讯不通
故障编码
IDC-ACS-00002
故障影响等级
三级
故障原因分析
1.水晶头接线不正确
2.软件设置不正确
故障排除方法
检查串口、门禁机编号、控制单元(读卡单元)设置等,如果某台多门控制器只有第1个门能通讯,则检查门禁机资料设置:控制单元(读卡单元)1~4是否分别与第1~4个门对应
故障排除时间
3分钟(最短)　5分钟(标准)
关键字描述
门禁　通讯不通

故障现象
通讯有时通有时不通
故障编码
IDC-ACS-00003
故障影响等级
三级
故障原因分析
网关设置不对
故障排除方法
对比电脑网关更改成同样正有使用的网关
故障排除时间
3分钟(最短)　5分钟(标准)

关键字描述
门禁　网关

故障现象
软件显示连接不到设备
故障编码
IDC-ACS-00004
故障影响等级
三级
故障原因分析
TCP 服务器没打开
故障排除方法
打开电脑上 TCP 服务器
故障排除时间
3 分钟（最短）　5 分钟（标准）
关键字描述
门禁　TCP 服务器

故障现象
读卡后系统灯停止闪烁（类似死机）
故障编码
IDC-ACS-00005
故障影响等级
三级
故障原因分析
门禁机未被初始化或门禁机参数丢失
故障排除方法
通过软件"门禁机网络管理"对该控制单元进行初始化，然后重新下传参数和权限资料
故障排除时间
3 分钟（最短）　5 分钟（标准）
关键字描述
门禁　读卡后异常

故障现象	
	按钮开门、读卡不开门
故障编码	
	IDC-ACS-00006
故障影响等级	
	三级
故障原因分析	
	1. 读卡器坏
	2. 读头接线不正确
	3. 发行卡号不正确
	4. 读头与控制器距离太远
	5. 读头信号线有强电干扰
	6. 控制器时钟不正确
	7. 用户权限到期
	8. 开门模式设置错误
故障排除方法	
	1. 更换读卡器
	2. 检查读卡器接线,尤其 DATA0 与 DATA1 不能接反
	3. 更正发行卡号并重新授权下传(读取卡号与发行卡号不一致)
	4. 读头与控制器接线的距离,韦根读头建议 50 米以内
	5. 采用屏蔽线,且屏蔽层接地;读头连线与交流电线保持 30 厘米以上距离;采用优质的、线径粗的线材
	6. 重新设置时钟
	7. 重新设置新的权限日期段
	8. 设置成读卡或密码开门模式(或读卡开门模式)
故障排除时间	
	3 分钟(最短) 5 分钟(标准)
关键字描述	
	门禁 读卡异常

故障现象	
	停电后时钟不对,查询为:2000-00-00 或乱码

故障编码
IDC-ACS-00007
故障影响等级
三级
故障原因分析
电池没电了（时钟保护用）
故障排除方法
更换新的钮扣电池（3.3V）
故障排除时间
3 分钟（最短）　5 分钟（标准）
关键字描述
门禁　时钟异常

故障现象
输入密码后没反应
故障编码
IDC-ACS-00008
故障影响等级
三级
故障原因分析
密码不够 8 位或没按"#"
故障排除方法
如密码不够 8 位则加 0 补够 8 位或输入后按"#"键确认
故障排除时间
3 分钟（最短）　5 分钟（标准）
关键字描述
门禁　密码

故障现象
多门控制器：开某个门时其他门的锁跟着动
故障编码
IDC-ACS-00009

故障影响等级
三级
故障原因分析
共用了锁电源,且电源功率不够
故障排除方法
换更大功率电源或增加锁电源以达到每个门使用独立的锁驱动电源
故障排除时间
3 分钟(最短) 5 分钟(标准)
关键字描述
门禁 共用电源

附录：医院机房建设相关规范（SPE）

上海市卫生局、医保局等相关政府管理部门对医院信息中心机房建设的相关要求规范，供参考。

1. 机房供电
   （1）机房供电不少于两路。
   （2）机房供电必须使用不间断电源进行保护（带自动报警装置）。
   （3）UPS 不间断电源的切断电保护时间不少于两路电源切换时间的 2 倍。

2. 机房场地
   （1）包括配电室、主机房、工作间、资料间，相互间均应隔离。
   （2）面积不低于 40m²。
   （3）主机房应铺设活动地板，同时耐油、耐腐蚀、柔光、不起尘等。
   （4）机房荷重计算按 400kg/m² 而定，超过时应有增加措施。
   （5）机房净高不低于 2.4m。
   （6）机房应远离人员频繁进出区，应有防止非法进入的设施。
   （7）机房应有无人值守自动报警设施。
   （8）机房内部装修材料应符合《建筑设计防火规范》中规定的难燃材料和非燃材料，应能防潮、吸音、不起尘、抗静电等。
   （9）安装活动地板时防止地板支脚倾斜、移位、横梁坠落，提供的线路出口应光滑不损坏线路。
   （10）机房应配置专用的新风机，新风系统宜用下进上回方式，新风量按 40m³/h 设计，应安装空气过滤器，减少尘埃进入机房。

3. 机房环境
   （1）机房温度：开机时 22±2℃，停机时为 5~35℃。

（2）温度变化率：小于 6℃ /h，要不凝露。

（3）机房相对湿度：40%~70%。

（4）机房尘埃：每升空气中大于或等于 $0.5\mu m$ 的个数应小于 18 000 粒。

（5）机房照明离地 0.8m 处不低于 200Lx，应急照明离地 0.8m 处不低于 5Lx。

（6）开机时机房内噪声在工作台测量应小于 70dB。

（7）二氧化硫（SO_2）含量小于 $1\,mg/m^3$。

（8）硫化氢〈H_2S〉含量小于 $0.1\,mg/m^3$。

4. 机房防水、防鼠措施

（1）四周应时应防止生活用水、消防用水、空调用水、自然降水进入机房。

（2）机房如有窗户应做好防止自然降水进入机房的措施。

（3）系统布线应尽量减少外露，外露线路应有防鼠措施，老鼠出入口应有捕鼠设备。

5. 电磁环境

（1）卫星接收线路、网络传输线路、电话线路应使用金属管槽屏蔽，不应受到电磁场干扰而影响运行。

（2）机房内无线电干扰场强，在频率范围为 0.15~1000MHz 时不大于 120dB。

（3）机房内磁场干扰场强不大于 800A/m。

6. 接地系统

（1）主机房宜采用宽大于 50mm 的紫铜带在防静电地板下建设等电位网，主机房内所有设备的交流工作接地、安全保护接地、直流接地、静电泻放接地等均就近与等电位网连接；等电位网与建筑物结构接地网或防雷接地网之间应采用单点接地方式。

（2）接地引入线（单点接地线）材料宜用 $35~90\,mm^2$ 多股铜芯电缆或 4mm × 40mm 镀锌扁钢，接地引入线应作防腐（扁钢）、绝缘处理，可沿强电井下引，若沿建筑外墙引，裸露在地面以上部分,应有防止机械损伤的措施。户外接地桩可采用 3~5 根镀锌钢管,以三角形、正方形或五边形桩入地下,深度应超过 2.55m。

（3）金属机架柜防静电地板金属支架应等电位连接构成室内局部均压带,并用 16mm^2 多芯线引到汇集排或机房等电位网。

（4）系统接地引入线电流不超过 1A。

（5）直流工作接地线最好与其他接地线缆严格分隔,不可混接。直流接地电阻小于 1 欧姆。在不同接地装置之间安装地网联结器,以防止地电位反击。

7. 防雷系统

（1）防雷电感应及过压保护

计算机系统易受雷电感应及过电压侵入的电源进线、DDN 线路、市话线路在进入机房时应设防雷电感应和防过压保护。

（2）电源系统过压保护

电源进线设两级保护：一级按 100kA 设计,二级按 40kA 设计。

电源系统过压保护一级设置于机房总电源进线端,二级设置于不间断电源进线前端。

（3）各保护器在雷电过后应及时检查,发现损坏时应及时更换,防雷电波侵入。

（4）对电源线路、信号线路宜穿金属管槽屏蔽并接地。

关键字索引（按首字母拼音排列）

第一篇　应用系统（APP）

第一章　医院信息管理系统（HIS）

第二章 医学影像存档与通讯系统（PAC）

第三章　实验室信息管理系统 (LIS)

第五章　病理质控与资料管理系统 (PIS)

第二篇　服　务　器

第二章　Windows(WIN) 服务器中的常见故障

第三篇　数　据　库

第一章　　SQL Server(SQL)

第二章　　Oracle(ORA)

第三章 数据库审计与风险控制系统 (ARC)

第四篇 桌 面 终 端

第一章 台式电脑 (COM)

Y	硬盘故障	TER–COM–00006	187
Y	运行速度	TER–COM–00001	184
Z	主板电容	TER–COM–00017	193
Z	注册表损坏	TER–COM–00036	205
Z	自动重启	TER–COM–00035	205
Z	自检	TER–COM–00022	196

第二章　打印机 (PRT)

关键字首字母	关　键　字	编　　号	页码
B	不打印	TER–PRT–00002	212
B	不打印	TER–PRT–00015	219
C	磁辊	TER–PRT–00013	218
D	打印头	TER–PRT–00004	213
D	打印头导轨	TER–PRT–00005	214
D	打印线	TER–PRT–00001	211
D	大文件	TER–PRT–00021	223
D	端口设置	TER–PRT–00020	222
G	共享打印机	TER–PRT–00009	216
K	卡纸	TER–PRT–00010	216
T	乱码	TER–PRT–00007	215
M	密封胶带	TER–PRT–00003	212
M	墨粉	TER–PRT–00011	217
M	墨粉	TER–PRT–00014	218
N	内存	TER–PRT–00022	223
P	喷头堵塞	TER–PRT–00018	221
R	热敏部件	TER–PRT–00017	220
S	输出变黑	TER–PRT–00008	215
W	未打印	TER–PRT–00016	219
X	硒鼓	TER–PRT–00012	217
X	行走小车	TER–PRT–00019	222

第六篇 无线应用 (WLA)

第二章 无线系统 (ACP)

第三章 移动终端 (DEV)

第七篇　系统安全 (SEC)

第一章　防火墙 (FRW)

第八篇　机房建设 (IDC)

第一章　精密空调 (AIR)

第二章 不间断电源 (UPS)

第三章 门禁系统 (ACS)

后　记

通过一年多的努力，集中上海市十多家大型医院信息技术管理和维护从业人员的智慧，终于完成了这本医院信息系统维护手册的编写工作。

这一年，是新医改轰轰烈烈推进的一年，信息技术作为新医改"四梁八柱"之一，也成为医院信息系统建设和改造最繁忙的一年。在繁重的工作之余，近二十位医院信息技术的管理和维护人员，总结了日常工作中发现的种种问题以及可能的故障原因所在，并将自己多年的经验贡献出来，成为了本书成书的基础。

在此，我要感谢所有参与本书编写的医院信息技术管理者和维护工程师，是你们的不懈努力才有本书成书的今天，这不仅是一本日常维护手册，更是你们智慧的结晶。

同时我还要感谢为本书出版做出了重要贡献的游龙科技的俞红军、陈金虎、俞帅松，他们承担了繁重的秘书工作。

在本书的编写工作中，借鉴了各类 IT 供应商的产品文档，也得到了很多 IT 供应商技术人员的支持和帮助，在此要感谢一下厂商及相关工程师对本书的支持，包括微软、Oracle、GE、东软、金仕达卫宁、复高、朗珈、趋势科技、亚太蓝星以及那些在此未提到的有关公司和人员，有了你们的帮助和支持，才会有这本维护手册，从某种意义上来讲，正是有了你们这些为医院信息建设发展提供技术和产品的 IT 企业，才能推动整个医院信息不断进步和向前发展。

由于信息应用系统很难脱离系统背景做描述，因此不得不通过一些主流厂商的系统环境做阐述，但并不代表这些厂商的系统就会产生故障,相反本书提到的那些系统正是在大型医院内应用最广泛的,只是以此为代表作说明,同样也适用于其他厂商的系统,关键是提示从业人员遇到类似的故障时可能的原因和解决方法,在此也要向这些 IT 企业表示感谢。

由于本书的作者绝大多数都是信息技术的工程和管理人员,都是第一次接触编写工作,因此难免存在着各种的不足,无论是表达的流畅,还是叙述的逻辑,甚至是部分的经验总结都可能存在这样或那样的不足乃至错误,在此请各位读者海涵。据我们不完全的了解,本书是医院行业信息系统维护的第一本专业技术工具书,尽管可能错漏百出,也希望能够得到大家的鼓励和支持。由于是开拓性的工作,没有经验,相信伴随今后的工作,会在以后做出必要的修正。

我们希望这本还不是十分成熟的手册,能够为医院信息技术从业人员的日常管理和维护工作提供有效的帮助,为医院信息技术和技能的培训提供参考和教材,甚至成为日后认证考核的基础,成为医院信息技术从业人员的助手。

回顾这一年多的时间,酸甜苦辣,唯有自知。但无论过程如何艰辛,我们庆幸走到了今天,终于有了结果,也更坚定了我们继续走下去的决心和信心,相信医院信息技术工作将拥有一个美好的明天,这既是我们所有人的追求和信念体现,更是本书的价值所在。

编　者